U0301024

儿童血管瘤与血管畸形综合诊治

主 编 张 靖 杨仁杰
副主编 李海波 王 奇 牛传强

人民卫生出版社
·北京·

图书在版编目（CIP）数据

儿童血管瘤与血管畸形综合诊治 / 张靖，杨仁杰主编 . —北京：人民卫生出版社，2024.12
ISBN 978-7-117-35790-6

Ⅰ.①儿… Ⅱ.①张…②杨… Ⅲ.①小儿疾病－血管瘤－诊疗②小儿疾病－血管疾病－诊疗 Ⅳ.①R732.2② R725.43

中国国家版本馆 CIP 数据核字（2024）第 019413 号

人卫智网	www.ipmph.com	医学教育、学术、考试、健康，购书智慧智能综合服务平台
人卫官网	www.pmph.com	人卫官方资讯发布平台

儿童血管瘤与血管畸形综合诊治
Ertong Xueguanliu yu Xueguan Jixing Zonghe Zhenzhi

主　　编：张　靖　杨仁杰
出版发行：人民卫生出版社（中继线 010-59780011）
地　　址：北京市朝阳区潘家园南里 19 号
邮　　编：100021
E - mail：pmph @ pmph.com
购书热线：010-59787592　010-59787584　010-65264830
印　　刷：北京顶佳世纪印刷有限公司
经　　销：新华书店
开　　本：710×1000　1/16　印张：14.5　插页：1
字　　数：245 千字
版　　次：2024 年 12 月第 1 版
印　　次：2025 年 1 月第 1 次印刷
标准书号：ISBN 978-7-117-35790-6
定　　价：129.00 元

编 者 名 单

主　编　张　靖　杨仁杰

副主编　李海波　王　奇　牛传强

编　者　（按姓氏汉语拼音排序）

曹家玮　陈程浩　陈昆山　陈钦谕　陈子德

崔　伟　邓海浪　狄　奇　苟　庆　郭　磊

郭轶群　黄建忠　姜　华　蒋贻洲　李海波

林雀卿　刘　录　刘珍银　麦启聪　牛传强

申　刚　谭小云　王　奇　夏杰军　杨仁杰

阴　捷　张　靖　张　明　周少毅

前　言

　　脉管性疾病为儿童常见疾病,包括血管肿瘤和脉管畸形两大类,系来源于血管或/和淋巴管的肿瘤或畸形。20 世纪 80 年代以前,国内外学者对于脉管性疾病的研究未予足够重视,其分类和命名一直比较混乱。1982 年,Mulliken 和 Glowacki 根据血管内皮细胞生物学特性,提出了脉管异常的生物学分类,将脉管异常分为肿瘤和畸形两大类,获得了国内外同行的一致认可和广泛应用,为血管肿瘤和脉管畸形的治疗、基础研究和学术交流提供了纲领性指导文件,成为现代分类的基础。2014 年 4 月,在澳大利亚墨尔本召开的第 20 届国际脉管性疾病研究学会(International Society for the Study of Vascular Anomalies,ISSVA)对脉管性疾病分类进行了全面修订,新的分类体现了对血管肿瘤与脉管畸形新的认识,但也存在争议。2014—2018 年,很多新的血管肿瘤与脉管畸形的病种和基因被明确。因此,ISSVA 于 2018 年在荷兰阿姆斯特丹召开的大会上,根据最新研究成果,再次对脉管性疾病分类进行了修订。

　　以张靖教授为首的团队按照脉管性疾病的最新分类进行了大量的儿童脉管疾病的诊断与介入治疗,在临床工作中积累了丰富的病例资料。由于目前国内儿童脉管性疾病的介入治疗方面专著相对匮乏,我们将十余年来儿童脉管性疾病介入治疗的经验和心得分享给大家,希望能使更多的同行了解该类疾病的诊断与治疗,造福更多患儿。同时,感谢参与编写的北京大学肿瘤医院杨仁杰教授、山东大学附属儿童医院郭磊教授给予的大力支持。

　　本书将着重介绍脉管性疾病的最新分类,儿童血管瘤、静脉畸形、动静脉畸形的临床诊断、影像表现,以及介入治疗的操作要点、注意事项、术后并发症预防等,所附图片均为典型临床病例,特别是治疗前后对比图像能直观地显示治疗效果。所有参编人员均为临床一线工作者,大家在繁忙的工作之余,呕心沥血完成了本书的编写工作,在此对大家的辛劳表示感谢!由于儿童脉管性疾病介入治疗在我国发展时间较短,临床经验仍存在不足,且限于编者的写作水平,虽经过多次修改、完善,错漏之处在所难免,恳请广大读者提出批评意见,以便再版时修正。

全体编者
2024 年 8 月

目　录

第一章　血管瘤与脉管畸形概述 ·· 1

　　第一节　脉管性疾病发展历史 ·· 1

　　第二节　脉管性疾病分类 ·· 3

第二章　血管肿瘤与血管畸形治疗常用药物介绍 ································ 6

第三章　普通婴幼儿血管瘤的诊断与治疗 ······································ 15

　　第一节　普通婴幼儿血管瘤诊断 ·· 15

　　第二节　血管瘤加压治疗 ·· 19

　　第三节　血管瘤的外用药物治疗 ·· 22

　　第四节　血管瘤的口服药物治疗 ·· 25

　　第五节　注射治疗 ·· 34

　　第六节　介入治疗 ·· 38

　　第七节　激光治疗 ·· 46

　　第八节　婴幼儿血管瘤综合治疗模式与理念 ································ 50

第四章　其他类型血管瘤的诊断与治疗 ·· 64

　　第一节　肝血管瘤（婴幼儿型及先天型） ·································· 64

　　第二节　卡波西型血管内皮瘤 ·· 73

　　第三节　丛状血管瘤 ·· 84

　　第四节　疣状血管瘤 ·· 89

　　第五节　肉芽肿型血管瘤 ·· 93

　　第六节　先天性血管瘤 ·· 96

第五章　微静脉畸形诊断与治疗 ························· 101

　　第一节　中线型微静脉畸形 ······················ 101

　　第二节　微静脉畸形 ·························· 103

第六章　淋巴管畸形诊断与治疗 ····················· 111

　　第一节　临床表现与诊断 ······················ 111

　　第二节　介入治疗 ·························· 120

第七章　普通静脉畸形诊断与治疗 ···················· 126

　　第一节　临床表现与诊断 ······················ 126

　　第二节　介入治疗 ·························· 133

第八章　其他类型静脉畸形诊断与治疗 ·················· 149

　　第一节　球形细胞静脉畸形 ····················· 149

　　第二节　蓝色橡皮疱样痣综合征 ··················· 153

　　第三节　颅内海绵状静脉畸形 ···················· 158

第九章　动静脉畸形诊断与介入治疗 ··················· 165

　　第一节　临床表现与诊断 ······················ 165

　　第二节　介入治疗 ·························· 168

第十章　脉管畸形相关综合征 ······················ 175

　　第一节　Klippel-Trenaunay 综合征 ················· 175

　　第二节　Parkes Weber 综合征 ··················· 182

　　第三节　马方综合征 ························· 188

　　第四节　Sturge-Weber 综合征 ··················· 193

附录 1　血管瘤与脉管畸形分类(2018 年版) ··············· 201

附录 2　小儿巨大血管瘤临床路径 ···················· 209

附录 3　静脉畸形临床路径 ······················· 213

附录 4　脉管异常致病基因 ··217

缩略语表 ···221

第一章

血管瘤与脉管畸形概述

第一节 脉管性疾病发展历史

　　脉管性疾病包括血管肿瘤和脉管畸形两大类，系来源于血管或/和淋巴管的肿瘤或畸形。20世纪80年代以前，国内外学者对于脉管性疾病的研究未予足够重视，其分类和命名一直比较混乱。究其原因，有以下几个主要方面：①本病属于跨学科、跨专业疾病，患者相对分散，常就诊于不同科室，如口腔颌面外科、皮肤科、耳鼻咽喉科、眼科、头颈外科、整形外科、激光治疗科、核医学科、介入血管瘤科等，各学科之间缺乏交流、沟通与协作，学术观点不统一，未能集中各学科优势，形成专门研究力量；②对脉管性疾病的病因及发病机制认识不足，肿瘤与发育畸形混淆；③医师对脉管病变的自然病程了解不够深入。认识上的混乱导致治疗方法不统一，各种方法的疗效比较缺乏可信性，学术界难以进行交流，基础研究也停滞不前。例如对真性血管瘤采取手术、放射性核素、冷冻、激光等手段予治疗，应属"毁容性"治疗，给患儿造成极大的身心创伤和痛苦，甚至无法挽回的严重后果。对动静脉畸形采用单纯结扎供血动脉的治疗方法，不仅达不到任何治疗效果，反而因原有动静脉分流的存在及新的分流的开放，使后续治疗相当困难。凡此种种，都给我们以警醒和启示：必须与时俱进，更新观念，用科学的理论规范医疗行为，不断提高对脉管性疾病的诊断、治疗和研究水平，因此亟须成立以疾病为中心的脉管性疾病专业综合治疗平台，同时需拥有各种治疗脉管性疾病的先进设备和技术，形成以技术精湛、学术水平高的专家为核心，整合各学科优势实现对脉管性疾病的最小化治疗、最优化治疗，即以最小的代价达到最完美的疗效（不复发且无瘢痕）。

"肉眼可见的异常血管团"是文献中最早报道的先天性血管畸形。首次报道者可能是 16 世纪法国国王弗朗西斯一世的私人医生 Guido Guidi。他描述了一名佛罗伦萨年轻男性的头皮有极度扩张的血管,像是巨大的静脉曲张。他将这位患者转送给了当时著名的外科医生 Gabriele Falloppio,但 Falloppio 拒绝为如此难治的病例施行手术。由于当时尚未认识到血流动力学这一概念,因此此病例和另外几个病例都被认为是血管异常扩张。

1923 年,法国的 Sicard 和 Forestier 使用碘化油进行静脉注射造影、德国的 Berberich 和 Hirsch 注射溴化锶进行动脉造影都获得了成功,标志着诊断学进入了一个崭新的阶段。动脉造影使更好地研究脉管畸形的血流动力学成为可能。

De Takats(1932 年)的论文对不同类型先天性血管畸形的分类作出了重大贡献,他将动、静脉畸形和其他血管缺陷明确区别开来,如单纯性静脉畸形与静脉"血管瘤"(venous "angioma")的区别。在此之前,"血管瘤"和静脉畸形之间的区分一直是难以克服的障碍。尽管 Ewing 已经在 1940 年就将"血管瘤"定义为不同于血管畸形的一种血管肿瘤,但是直到 1988 年才在 Mulliken 和 Young 发表的论文中最终阐明了两者的区别。

1976 年,Anthony Young(伦敦)和 John Mulliken(波士顿)组织了小型会议,与其他对血管瘤与脉管畸形诊断与治疗感兴趣的同行一起交流经验并讨论疑难病例。随着同行们兴趣的日益增加,会议确定为每两年举行一次。

1982 年,Mulliken 和 Glowacki 根据血管内皮细胞增殖特性,提出了脉管异常的生物学分类,将脉管异常分为肿瘤和畸形两大类,获得了国内外同行一致认可和广泛应用,为血管瘤和脉管畸形的治疗、基础研究和学术交流提供了纲领性指导文件,成为现代分类的基础。

1990 年,Jan Kromhout 组织在阿姆斯特丹召开会议。会议期间,专家小组一致同意建立一个科学学会,以便召集所有对脉管畸形和血管瘤感兴趣的医师。

1992 年,国际脉管性疾病研究学会(International Society for the Study of Vascular Anomalies,ISSVA)在匈牙利布达佩斯成立。第一任主席为 Robert Schobinger(瑞士)。ISSVA 每两年召开一次会议,它将全世界的多学科专家小组集合在一起共同探讨血管瘤与脉管畸形治疗,随着人们对这些疾病兴趣的日益增长,学术研究的前进步伐也逐渐加快。

2011年,时任广州市妇女儿童医疗中心主任的张靖教授举办了第一届中国儿科介入放射性研讨会,推动了中国儿科介入放射学的发展。该学术大会目前已举办五届,极大地促进了血管瘤与血管畸形的规范化治疗与学术研究。

2014年4月,在澳大利亚墨尔本召开的第20届ISSVA大会提出了对血管瘤与脉管畸形分类的全面修订草案,并于2015年发表。由于在2014—2018年,很多新的血管瘤与脉管畸形病种和基因被明确,因此,ISSVA于2018年在荷兰阿姆斯特丹召开的大会上根据当时最新的研究成果,再次对血管瘤与脉管畸形分类进行了修订(详见附录)。

(杨仁杰　张　靖)

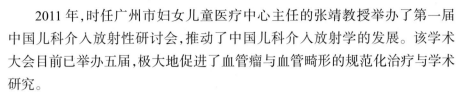

第二节　脉管性疾病分类

脉管性疾病(vascular anomalies)是所有血管或淋巴管异常的总称。1863年,细胞病理学之父Virchow首次把脉管性疾病分为单纯性血管瘤、海绵状血管瘤和蔓状血管瘤。该分类方法把所有脉管性疾病都统称为"血管瘤"(vascular anomalies)。在随后一个多世纪里,医学界一直沿用这一分类标准。

1982年,Mulliken和Glowacki根据血管内皮细胞生物学特性,将传统的"血管瘤"分为血管瘤和脉管畸形,并阐释了两者最本质的差别,即血管瘤存在血管内皮细胞的异常增殖而血管畸形并无此现象。该观点是现代分类的基础,具有里程碑式的意义。1993年,在Mulliken分类的基础上,Jackson等根据血液流速和动静脉分流速度,将血管畸形进一步区分为高流量的动静脉畸形和低流量的静脉畸形。

1988年,在德国汉堡(Hamburg)召开了第7届国际脉管畸形研讨会(7th international workshop for vascular malformation),会议根据Malan教授的建议提出了基于畸形类型和解剖病理形态的脉管畸形分类法,即Hamburg分类。1992年,国际脉管性疾病研究学会(International Society for the Study of Vascular Anomalies,ISSVA)在匈牙利布达佩斯成立。1996年ISSVA制定了一套较为完善的分类系统。

2014年4月,第20届ISSVA大会在澳大利亚墨尔本召开,并于2015年发表了最新的修订方案。为了与近年来脉管畸形及肿瘤的生物学、遗传学研究进展同步发展,2018年5月,在荷兰阿姆斯特丹举行的第21届ISSVA年会上,ISSVA委员会又在2014年版分类的基础上进行了扩充、更新。

2018年修订版ISSVA脉管异常分类标准(见附录1)与2014年版相比,主要变化体现在:①血管瘤(hemangioma)被推荐用来特指婴幼儿血管瘤(infantile hemangioma)。②特别强调了一些毛细血管扩张症中的毛细血管畸形性质不明。③2014年版在先天性血管瘤快速消退型(RICH)和不消退型(NICH)基础上,增加部分消退型先天性血管瘤(PICH)这一分类,使先天性血管瘤分类更加完善。2018年版在原版基础上细化,大大补充了良性血管肿瘤一类,同时局部侵袭性或交界性血管肿瘤中增加了假肌源性血管内皮细胞瘤和多形性血管内皮细胞瘤。④相较于2014年版对单纯性脉管畸形的分类,2018年版对其中的毛细血管畸形、淋巴管畸形、静脉畸形进行了更为详细的划分,在毛细血管畸形部分增加了网状毛细血管畸形的分类概念,在淋巴管畸形部分增加了获得性进行性淋巴管病变,在静脉畸形部分增加了家族性骨内血管畸形(VMOS)和疣状静脉畸形。⑤将2014年版中一部分暂未归类的脉管性病变(如卡波西型淋巴管瘤病、疣状血管瘤)归入了相应分类中,并增加了肌间血管瘤、窦状血管瘤、肢端动静脉瘤、纤维脂肪性脉管畸形。⑥在脉管畸形合并其他病变中补充了CLAPO综合征。⑦将婴幼儿血管瘤单独列出,根据其形态进行了分型,根据其累及深度进行了分类,并增加了PHACE综合征(后颅窝畸形,血管瘤,动脉病变,心血管病变,眼变,胸骨裂和/或脐上裂缝)等相关综合征。⑧根据最新研究进展,增加了数个新的脉管畸形致病基因。⑨总结并单独列出了8种PIK3CA相关过度生长谱的疾病。因此,2018年的ISSVA脉管异常分类系统相比2014年版更为完善、清晰,便于临床、科研及学术交流参考使用。

(夏杰军　陈子德　张　靖)

参 考 文 献

1. Hand JL, Frieden IJ. Vascular birthmarks of infancy: resolving nosologic confusion. Am J Med Genet, 2002, 108 (4): 257-264.

2. Hassanein AH, Mulliken JB, Fishman SJ, et al. Evaluation of terminology for vascular anomalies in current literature. Plast Reconstr Surg, 2011, 127 (1): 347-351.

3. Kollipara R, Dinneen L, Rentas KE, et al. Current classification and terminology of pediatric vascular anomalies. AJR Am J Roentgenol, 2013, 201 (5): 1124-1135.

4. Mulligan PR, Prajapati HJ, Martin LG, et al. Vascular anomalies: classification, imaging characteristics and implications for interventional radiology treatment approaches. Br J Radiol, 2014, 87 (1035): 20130392.

5. Lee BB, Baumgartner I, Berlien P, et al. Diagnosis and treatment of venous malformations consensus document of the International Union of Phlebology (IUP): updated 2013. Int Angiol, 2015, 34 (2): 97-144.

6. Godfraind C, Calicchio ML, Kozakewich H. Pyogenic granuloma, an impaired wound healing process, linked to vascular growth driven by FLT4 and the nitric oxide pathway. Mod Pathol, 2013, 26 (2): 247-255.

7. Sun ZJ, Zhang L, Zhang WF, et al. A possible hypoxia-induced endothelial proliferation in the pathogenesis of epithelioid hemangioma. Med Hypotheses, 2006, 67 (5): 1133-1135.

8. Requena L, Sangueza OP. Cutaneous vascular proliferations. Part III. Malignant neoplasms, other cutaneous neoplasms with significant vascular component, and disorders erroneously considered as vascular neoplasms. J Am Acad Dermatol, 1998, 38 (2 pt 1): 143-175.

9. North PE, Waner M, Buckmiller L, J et al. Vascular tumors of infancy and childhood: beyond capillary hemangioma. Cardiovasc Pathol, 2006, 15 (6): 303-317.

10. 张志愿. 口腔颌面部脉管性疾病: 过去、现在和将来. 中华口腔医学杂志, 2005,40(03): 177-181.

11. Kollipara R, Dinneen L, Rentas KE, et al. Current classification and terminology of pediatric vascular anomalies. AJR Am J Roentgenol, 2013, 201 (5): 1124-1135.

12. Mulligan PR, Prajapati HJ, Martin LG, et al. Vascular anomalies: classification, imaging characteristics and implications for interventional radiology treatment approaches. Br J Radiol, 2014, 87 (1035): 20130392.

13. Lee BB, Baumgartner I, Berlien P, et al. Diagnosis and treatment of venous malformations consensus document of the International Union of Phlebology (IUP): updated 2013. Int Angiol, 2015, 34 (2): 97-144.

14. 中华医学会整形外科分会血管瘤和脉管畸形学组. 血管瘤和脉管畸形诊断和治疗指南 (2016 版). 组织工程与重建外科杂志, 2016, 12 (2): 63-97.

第二章

血管肿瘤与血管畸形治疗常用药物介绍

硬化疗法（sclerotherapy）是治疗血管肿瘤与血管畸形最常用治疗方法，是指在影像学设备引导下精确地将硬化剂注进病变组织内，引起无菌性炎症，肿胀消失后出现局部纤维化反应，形成不可逆的纤维闭塞，使病变组织硬化萎缩，从而达到祛除病变或治疗疾病目的治疗方法。将硬化剂经导管注入血管，同时达到病灶硬化和血管栓塞作用者，可称为硬化栓塞术（scleroembolization），硬化疗法和栓塞疗法的主要差别在于硬化疗法是通过破坏血管内皮导致纤维化而引起管腔闭塞，而栓塞疗法使用栓塞材料直接阻塞管腔。硬化疗法是瑞士医生 D Zollikofer 在 1682 年发明的。此后，医生们不断探索更好的硬化剂。理想硬化剂应具备的条件如下：

（1）无全身毒性；

（2）在一定的阈限浓度之上才起作用，可通过稀释，准确地控制硬化效果；

（3）与内皮细胞接触一定时间后才起作用，因此对于血流淤滞的区域相对更为有效，而对于血流快速的深静脉相对更加安全；

（4）不引起过敏反应；

（5）对粗大的血管也具有足够的硬化作用，但溢出血管外时不引起局部组织损伤；

（6）不发生皮肤色素斑或瘢痕；

（7）不发生毛细血管扩张性血管增生；

（8）完全溶于生理盐水；

（9）注射时无痛；

（10）价格低廉；

（11）释放时可控。

遗憾的是，完全符合上述条件的理想硬化剂是不存在的。笔者在文献资料中收集的硬化剂有:1% 乙氧硬化醇、5% 鱼肝油酸钠、80% 甘油、5% 石炭酸甘油、无水乙醇、5% 油酸氨基乙醇、1%~1.5% 十四烷基硫酸钠、消痔灵注射液、平阳霉素、乙醇胺、高渗葡萄糖、高渗氯化钠、奎宁乌拉坦、尿素、博来霉素、醇溶蛋白、泛影酸、喹啉、四环素、多西环素、5% 酚植物油剂、明矾剂等,本文仅就临床经常使用的硬化和栓塞剂进行重点探讨。

1. PVA

(1)成分:聚乙烯醇颗粒。

(2)机制:PVA 颗粒注入血管内,通过颗粒间隙中血栓物质机化,使病变部位的血管永久栓塞,以达到治疗目的。

(3)使用方法:①使用前先进行血管造影,以了解病灶的供血动脉及插管途径有无相关的侧支循环。②按照标准技术进行超选择插管,插入导管的位置应尽可能接近治疗部位,要防止对正常血管的栓塞。③根据病灶的情况选择大小适宜的 PVA 颗粒,颗粒大小选择不当,可能导致颗粒进入正常组织的供血动脉或进入病灶流出的静脉。④用适量浓度的造影剂(通常为30%~40%)与 PVA 颗粒混合,使之成为均匀的混悬液并浓度适当,在透视下可见,不得有泡沫存在。⑤将混悬液吸入注射器,并且浓度适当,颗粒混悬良好,若混悬液太浓,则可能堵塞导管,应设法避免。⑥在血管造影机透视下,将PVA 颗粒混悬液通过导管注入,注入速度适当,不得反流,否则有可能进入非栓塞动脉,引起异位栓塞,从而导致组织器官缺血坏死。⑦根据临床需要确定注入 PVA 颗粒的剂量,直到观察结果满意。

2. 碘化油

(1)成分:复方制剂,其组分为:植物油与碘结合的一种有机碘化合物,含碘(Ⅰ)应为 37.0%~41.0%(g/g)。

(2)机制:碘化油为 X 线诊断阳性造影剂,可进行支气管造影、子宫输卵管造影等。是经肝动脉化疗栓塞剂最常用的栓塞剂,其疗效已得到公认,栓塞肿瘤内血窦,量大时也能栓塞末梢血管。碘化油具有"亲肿瘤性",能长时间停留于肿瘤内,如果和化疗药物制成乳剂或混悬剂,可在栓塞肿瘤的同时,使化疗药物较长时间作用于肿瘤细胞,加大杀伤作用。

3. 组织胶

(1)成分:氰基丙烯酸酯。

(2)机制:在血管内快速聚合固化,形成圆柱形胶体,从而封堵血管,阻断血液流动,达到栓塞目的。

(3)使用方法:将充满胶的专用注射器与三通的一个端口连接,而另一个端口与充满 5% 葡萄糖水的 2.5ml 注射器相连,在数字减影血管造影(DSA)路图监视下缓慢手推注射胶。注射中,应注意胶反流情况、胶进入引流静脉以及胶经畸形血管巢以及其他供血动脉反流情况。高浓度胶一旦观察到反流,应立即停止注射,同时立即撤离微导管。

4. 平阳霉素

(1)成分:是国产新型抗肿瘤抗生素,主要为博来霉素 A 组(A5)。

(2)机制:药物进入瘤体后与细胞内 DNA 发生特异性结合,促使二价铁氧化成三价铁,产生游离基,再作用于 DNA,抑制细胞 DNA 的合成和切断 DNA 链干扰细胞分裂和增生,抑制血管内皮细胞生长。因此血管瘤内注射平阳霉素可以迅速抑制血管内皮细胞的增生,促使血管瘤消退,而皮肤不遗留瘢痕。

(3)使用方法:取平阳霉素 4~8mg,用生理盐水或 1% 利多卡因注射液 2~4ml 稀释,用药量的多少和稀释浓度与病变的部位、体积大小、病变类型、患者年龄有关。一般按 1~2ml 稀释液 / 瘤体面积(cm^2)注射。表浅血管瘤用药要少,深部血管瘤及较大儿童用药量可适当增加,不要一次性给太大剂量,以免出现血管瘤和局部组织坏死。注射 1 次未痊愈者,可间隔 7~15 天重复注射,应在局部组织肿胀消除后,再行第 2 次注射,一般 3~5 次一个疗程。平阳霉素的注射方法可因血管瘤的部位不同而有差别。颜面部瘤体、眼睑上方瘤体通常较表浅,注意对美容的影响,严格掌握进针角度及药物剂量:一般为 0.5~0.8ml 皮内注射、瘤体表面发白即可,慎防药液外渗刺激外周皮肤组织。躯干、四肢瘤体可分次、分层注射,注意对关节功能的影响。会阴部瘤体局部组织疏松、易污染、应采用集中与分散注射,注意局部清洁。穿刺中视液体的颜色可对瘤体作初步分类、定性。面积大且较深的瘤体要分期、深浅兼备注射药液。

(4)不良反应:局部注射平阳霉素其不良反应主要有发热、变态反应、肺部毒性反应和皮肤反应等。①发热,为刺激内源性致热原释放的结果。文献报道,局部用药出现发热的概率低。激素注射可抑制内源性致热原的释放,控制发热反应,并且还可预防变态反应。因此可在平阳霉素注射前、后或同时注射激素预防发热及过敏反应。②过敏性休克,可在第 1 次用药后发生,亦可在多次用药后发生,可在用药中发生,亦可在用药后数小时发生。对于过敏体质患者,推荐在使用前按说明书做药敏试验,平阳霉素 1mg+ 生理盐水 1ml+2% 利多卡因 1ml 皮下注射,观察 1 小时无过敏反应,再进行足量瘤内注射。或者局部注射之前至少应作一次药物皮肤划痕试验。因 1 岁以下患儿部分可出现呼吸困难、喘鸣现象,注射时备好氧气、吸引器等急救装置。③肺毒性,急性反应表现为肺水肿,慢性反应表现为肺间质纤维化。一般肺部病变常在用药量累计达到 300mg 以上时出现。血管瘤的局部注射量远达不到 300mg,所以肺毒性出现的概率极小。文献报道随访两年后均未发现有肺纤维化的患者出现。④皮肤反应,可能出现皮疹,但停药后可自行消退。瘤体局部红肿、产生水疱可按外科创面处理。总而言之,平阳霉素局部注射治疗血管瘤具有操作简单、疗效迅速确切、毒副作用小、并发症少、可以门诊治疗、不易遗留畸形等优点。尤其适用于小儿增生期血管瘤的治疗,也可以作为成人颜面部血管瘤治疗的一个有效途径。

5. 多西环素 主要用于治疗敏感菌引起的呼吸道、泌尿道及胆道感染。抗菌谱与四环素、土霉素基本相同。也有学者将其用于治疗血管瘤及脉管性疾病。1995 年,多西环素首先被 Molitch 等报道可作为治疗淋巴管畸形的有效药物,为治疗大囊型淋巴管畸形安全有效的硬化剂,同时也联合使用于大囊型淋巴管畸形的手术治疗中。

(1)成分:盐酸多西环素。

(2)机制:多西环素是四环素类的广谱抗菌药,同时也是金属蛋白酶抑制剂。它通过抑制基质金属蛋白酶和血管内皮生长因子诱导的血管增生及淋巴管增生而干扰细胞增殖和迁移,作为血管增生抑制剂起作用。

(3)使用方法:浓度配制为 10mg/ml,可将 100mg 多西环素溶解在 5ml 生理盐水及 5ml 造影剂中即配成 10mg/ml 的不透光多西环素注射液,可根据病灶大小决定具体剂量,通常为病灶体积的 1/3 或 2/3 容积。Gulraiz Chaudry 等报道了 10 例采用多西环素治疗腹腔淋巴管畸形,平均每次注射剂量为 608mg(80~1 000mg),效果好,未见明显不良反应。

(4)不良反应:多西环素注射时会产生严重不适,大部分患儿需要进行全身麻醉。注射后会发生中度肿胀,通常在 24~48 小时后会有所改善,不会出现注射后炎症反应和红斑现象,通常 4~6 周后观察到淋巴管畸形腔缩小。小于 8 岁的儿童给予多西环素治疗,可能引起潜在的并发症,包括由于四环素潜在的钙结合而引起的牙齿色素沉着,电解质异常(酸中度、低血糖),局部感染,局部炎症及疼痛。多数研究认为一次或间歇注射多西环素会使其牙齿色素沉着危险性最小化,采用多西环素作为硬化剂,对于大部分淋巴管畸形患者来说

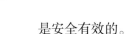

是安全有效的。

6. 聚桂醇

(1) 成分：聚桂醇化学名为聚氧乙烯月桂醇醚，分子式：$C_{12}H_{25}(OCH_2CH_2)nOH$ (n=9)，分子量：582.8，辅料为乙醇和注射用水。性状为无色透明液体，振荡时有少量泡沫产生。

(2) 机制：聚桂醇是一种硬化剂，聚桂醇在曲张静脉旁注射后能使曲张静脉周围纤维化，压迫曲张静脉，达到止血目的；静脉内注射聚桂醇后，可损伤血管内皮、促进血栓形成、阻塞血管，从而起到止血作用。主要用于内镜下食管曲张静脉出血的急诊止血，也可用于下肢静脉曲张、血管瘤、内痔及囊肿性疾病的硬化治疗。

(3) 使用方法：通常用量不超过 1ml，静脉内注射每点 1~2ml；一次硬化治疗总剂量不超过 35ml。

(4) 不良反应：可出现暂时胸痛、心功能降低、吞咽困难、反酸、便秘；也可出现局部组织坏死和食管溃疡(有时伴出血，个别有穿孔)、食管狭窄、胸腔积液等；偶见暂时性虚脱、头晕、呼吸困难、胸闷、恶心、视力障碍、局部感觉损害和金属味觉。

7. 聚多卡醇　聚多卡醇在欧美得到广泛应用，而在我国其临床应用尚处于起步阶段。聚多卡醇在下肢静脉曲张、内痔、囊性病变、血管瘤及血管畸形的临床应用方面得到一致好评。

(1) 成分：由溶解入蒸馏水的羟基聚乙氧基十二烷(hydroxypolyethoxydodecane)组成，其他成分为磷酸氢二钠二水合物(disodium hydrogen orthophosphate dihydrate)和磷酸二氢钠钾(potassium dihydrogen orthophosphate)。聚多卡醇为非离子化合物，由非极性的疏水部分、十二醇、极性的亲水部分和酯化聚乙烯氧化物链(polyethylene oxide chain)组成。其硬化活性由疏水和亲水两种不同作用产生。可供使用的聚多卡醇剂型为浓度为 0.5%、1%、2%、3% 和 5% 的 30ml 多用途瓶装，也可使用浓度为 0.25%、0.5%、1%、2%、3% 和 4% 的 2ml 安瓿装以及浓度为 0.5% 和 1% 的 30ml 瓶装。聚多卡醇是欧洲最为常用的硬化剂。

(2) 机制：静脉内注射聚多卡醇后，可损伤血管内皮、促进血栓形成、阻塞血管，从而起到止血作用。

(3) 使用方法：剂量通常不应超过每天每公斤体重 2mg 聚多卡醇［对一名体重为 70kg 的患者来说，相当于每天用聚多卡醇注射液(0.5%)不超过

28ml］。对于首次治疗有过敏反应的患者,不应给予 1 次以上注射。在随后的疗程中,如果未超过最大剂量,依据反应,可给予几次注射。①血管瘤依据将要治疗的区域大小,每次在血管内注射 0.1~0.2ml 聚多卡醇注射液(1%)。②蜘蛛网样静脉的中心静脉硬化治疗依据将要治疗的区域大小,每次在血管内注射 0.1~0.2ml 聚多卡醇注射液(0.5%)。给药方法和给药持续时间:一般仅在小腿水平放置或自水平面抬高 30°~45° 时进行注射。所有注射必须由静脉内给药,包括蜘蛛网样静脉内注射。用极细针(例如,胰岛素针)或滑移动的注射器进行切向穿刺,缓慢注射并确保针头始终在静脉内。依据静脉曲张程度,可能需要几次重复治疗。注射液体聚多卡醇注射液(0.5%)后的加压治疗:覆盖注射部位后,必须应用紧的压力绷带或弹力袜。此后,患者应步行 30 分钟。加压治疗时间:在蜘蛛网样静脉,加压治疗应保持 2~3 天,甚或 5~7 天。③静脉畸形,通常采用泡沫疗法,即使用 2 支一次性塑料注射器产生硬化泡沫。一个注射器内盛有液体硬化剂溶液,另一个注射器内盛有空气。两个注射器的端口［最好使用具有 Luer-Lock 接头的注射器(即螺口注射器)］与一支三通开关(three-way-tap)连接呈 90° 角。快速来回推送两支注射器的内含物 20 次,在完成前 10 次推注后将通道口尽可能关小,通过由此形成的湍流产生泡沫。用于制备泡沫硬化剂的气体以空气最为常用,也有人使用 CO_2、O_2 或 CO_2-O_2 混合气者。绝大多数静脉学专家用于制备泡沫的液体硬化剂溶液为聚多卡醇或十四烷基硫酸钠,所使用的浓度依被治疗的病变类型和病变血管的大小而定。最常用的液 - 气比为 1：4 或 1：3。

(4) 不良反应:不慎注射入周围组织(血管周围注射)后观察到局部不良反应如坏死等,尤其是皮肤和皮下组织,罕见神经组织坏死。风险随着聚多卡醇注射液浓度和体积增加而增加。此外,还可观察到下述不同频率的不良反应［依据药事管理的标准医学术语集(MedDRA)提供的信息:很常见(≥10%);常见(1%~<10%);少见(0.1%~<1%);罕见(0.01%~<0.1%);非常罕见(包括单个病例,<0.01%)］。①免疫系统疾病,非常罕见:过敏性休克、血管性水肿、荨麻疹(全身性)、哮喘(哮喘发作)。②中枢神经系统疾病,非常罕见:脑血管意外、头痛、偏头痛(当用硬化泡沫时,频率为"罕见")、感觉异常(局部)、意识丧失、意识模糊状态、眩晕、失语、共济失调、轻偏瘫、口腔感觉减退。③眼科疾病,非常罕见(当用硬化泡沫时,频率为"罕见"):视力损害(视觉障碍)。④心脏疾病,非常罕见:心脏骤停、心悸、心律失常。⑤血管疾病,常见:新血管形成、血肿;少见:表浅血栓性静脉炎、静脉炎;罕见:深静脉血栓

形成(这可能是由于基础疾病);非常罕见:肺栓塞、血管迷走性晕厥、循环衰竭、血管炎。⑥呼吸、胸和纵隔疾病,非常罕见:呼吸困难、胸部不适(胸部压迫感)、咳嗽。肠胃道疾病,非常罕见:味觉障碍、恶心、呕吐。⑦皮肤和皮下组织疾病,常见:皮肤色素沉着、瘀斑;少见:过敏性皮炎、接触性荨麻疹、皮肤反应、红斑;非常罕见:多毛症(在硬化治疗区域)。⑧肌肉骨骼系统和结缔组织疾病,罕见:肢端疼痛。⑨一般疾病和给药部位状况,常见:注射部位疼痛(短期)、注射部位血栓形成(局部静脉曲张内血块);少见:坏死、硬结、肿胀;非常罕见:发热、潮热、无力、不适。⑩血压异常、损伤、中毒和医疗操作并发症,少见:神经损伤。

8. 无水乙醇

(1)成分:纯净的乙醇溶液,化学式为 CH_3CH_2OH。

(2)机制:无水乙醇由于其脱水和剥蚀性作用,使接触的血红蛋白变性并直接破坏异常血管团血管内皮细胞,从而达到治愈血管畸形目的。

(3)使用方法:无水乙醇注射治疗时可能引起患者剧烈疼痛和肺动脉高压等一系列生理变化,局麻病例中表现为患者的剧烈咳嗽和呼吸困难,全身麻醉病例中表现为气道阻力突然增加,可伴不同程度的血氧饱和度下降。肺动脉高压与肺动脉无水乙醇浓度密切相关,而肺动脉内乙醇浓度和无水乙醇注射的量密切相关。所以,无水乙醇的注射治疗最好在全身麻醉下进行,肺动脉留置 Swan-Ganz 导管是有必要的,尤其是当无水乙醇使用总量超过 0.75ml/kg,或单次注射量大于 3ml。治疗过程中使用全身麻醉,并且维持足够深度,避免疼痛导致的肺动脉压力升高,同时也有利于术中肺动脉高压危象的抢救,如吸氧、正压通气、静脉给药、生命体征监测等。无水乙醇注射量以病变异常血管团的体积及其血流动力学特征而定,无水乙醇注射前应注射对比剂直至其充满整个异常血管团,以明确无水乙醇的可注射量及注射时的压力和速率。为降低无水乙醇血管内注射引起的潜在并发症,注射速率建议控制在 0.2ml/s,避免乙醇误栓或反流入正常血管。由于单次注射无水乙醇的量与肺动脉压力的升高明显相关,因此,应该控制单次无水乙醇注射剂量不超过 0.14ml/kg,总量一般建议不超过 1ml/kg,注射时要在透视下进行,确保无水乙醇未注入或反流入动脉内。每次无水乙醇注射后建议耐心等待 10~15 分钟后造影重新评估病灶,再决定是否再次注射。当平均肺动脉压超过 20mmHg (1mmHg=0.133kPa)时,经肺动脉导管推注或者经静脉滴注硝酸甘油可以降低肺动脉压力;也有学者建议,单次注射无水乙醇剂量大于 5ml 时,即可静脉持续滴入硝酸甘油。一旦发生组织坏死,坏死区组织的颜色首先变暗、然后变黑,最后脱落。这时,可进行局部热敷和使用血管扩张剂,以减少坏死的面积。时机适当时,行局部清创和二期修复。

(4)不良反应:无水乙醇栓塞治疗血管畸形的常见并发症包括局部和全身症状或损害。局部症状有疼痛、血管痉挛、组织水肿、皮肤溃烂、皮肤或黏膜水疱、神经损害、肌肉或软骨坏死、邻近器官损伤等;全身症状有恶心、呕吐、昏迷、支气管痉挛、肺动脉高压、肺动脉栓塞、胸膜渗液、血细胞比容降低、暂时性血红蛋白尿、急性肾衰竭、呼吸抑制、低血糖、横纹肌溶解、心律失常、脑卒中、深静脉血栓形成、行为改变等。

(谭小云　曹家玮　杨仁杰)

参 考 文 献

1. Stefanutto TB, Halbach V. Bronchospasm precipitated by ethanol injection in arteriovenous malformation. AJNR, 2003, 24: 2050-2051.

2. Behnia R. Systemic effects of absolute alcolol embolization in a patient with a congenital arteriovenous malformation of the lower extremity. Anesth Analg, 1995, 80: 415-417.

3. Lee JJ, Do YS, Kim JA. Serum ethanol levels after alcohol sclerotherapy of arteriovenous malformations. J Korean Med Sci, 2004, 19: 51-54.

4. Jeong HS, Baek CH, Son YI, et al. Treatment for extracranial arteriovenous malformations of the head and neck. Acta Otolaryngol, 2006, 126: 295-300.

5. Unnikrishnan KP, Sinha PK, Sriganesh K, et al. Case report: alterations in bispectral index following absolute alcohol embolization in a patient with intracranial arteriovenous malformation. Can J Anaesth, 2007, 54: 908-911.

6. Hammer FD, Boon LM, Mathurin P, et al. Ethanol sclerotherapy of venous malformations: evaluation of systemic ethanol contamination. J Vasc Interv Radiol, 2001, 12: 595-600.

7. Molitch HI, Unger EC, Witte CL, et al. Percutaneous sclerotherapy of lymphangiomas. Radiology, 1995, 194 (2): 343-347.

8. Shedls WE, Kenney BD, Caniano DA, et al. Definitive percutaneous treatment of lymphatic malformations of the trunk and extremities. J Pediatr Surg, 2008, 43 (1): 136-139.

9. Alomari AI, Karian VE, Lord DJ, et al. Percutaneous sclerotherapy of patient-evaluated improvement. J Vasac Interv Radiol, 2006, 17 (10): 1639-1648.

10. Hoffer FA, Hancock ML, Hinds PS, et al. Pleurodesis for effusions in pediatric oncology patients at end of life. Pediatr Radiol, 2007, 37 (3): 269-273.

11. Chaudry G, Burrows PE, Padua HM, et al. Sclerotherapy of abdominal lymphatic malformations with doxycycline. J Vasc Interv Radiol, 2011, 22 (10): 1431-1435.

第三章

普通婴幼儿血管瘤的诊断与治疗

第一节　普通婴幼儿血管瘤诊断

一、临床病史

临床病史是诊断血管瘤的基础,婴幼儿血管瘤(infantile hemangioma,IH)是儿童常见以血管内皮细胞异常增殖为特征的良性肿瘤,一般在出生后 1~2 周出现。婴儿出生后至 3 个月为快速增生期,可见瘤体增大较迅速、颜色鲜红、伴或不伴隆起,以及皮温增高。出生后 3~8 个月为慢速增生期,瘤体增大的速度较前 3 个月缓慢,出生后 8~12 个月多数血管瘤进入稳定期停止生长。绝大部分的血管瘤 1 岁后逐渐消退,大部分消退期约为 3~5 年,甚至更长。婴幼儿血管瘤的自然消退率可达 90% 以上。虽然大多可自行消退,但部分发展迅速,可出现感染、溃疡、坏死、出血,继发畸形、功能障碍等,此时患儿亟需得到治疗。

二、体格检查

根据病灶深浅部位,将血管瘤分为浅表血管瘤、混合型血管瘤、深部血管瘤。

1. **浅表血管瘤**　病灶位于乳头真皮层的血管瘤(图 3-1-1)。

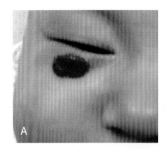
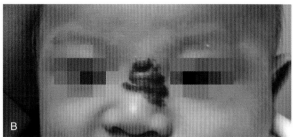
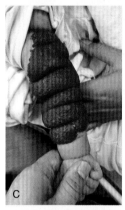
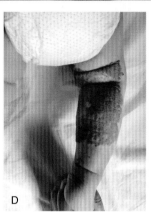
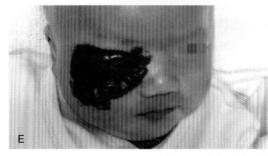
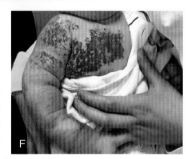

图 3-1-1 浅表血管瘤临床表现

A. 右下睑血管瘤,右下睑见红色肿物,质软,境界清楚,无压痛,肿物表面皮温增高;B. 鼻部血管瘤,鼻根部红色肿物;C. 右前臂血管瘤,右前臂红色肿物;D. 右小腿血管瘤,右小腿后侧红色肿物;E. 右眶部血管瘤,右眶部见大范围淡红色肿物,遮盖右眼,影响视力,肿物表面皮温增高,肿物表面无破溃;F. 右前胸部、右上肢血管瘤,见红色肿物,质软,境界清楚,无压痛,肿物表面皮温增高,肿物表面无破溃

2. **深部血管瘤** 病灶位于网状真皮层或皮下组织的血管瘤(图 3-1-2)。

3. **混合型血管瘤** 浅表血管瘤及深部血管瘤两者并存的血管瘤(图 3-1-3)。

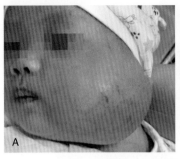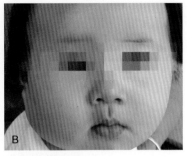

图 3-1-2 深部血管瘤临床表现

A. 左腮部血管瘤,左腮部较对侧肿胀,可触及质软肿物,肤色,境界欠清,无压痛,肿物表面皮温增高,无破溃;B. 右腮部血管瘤,右腮部较对侧肿胀

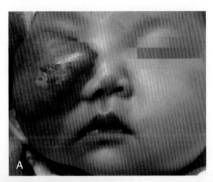

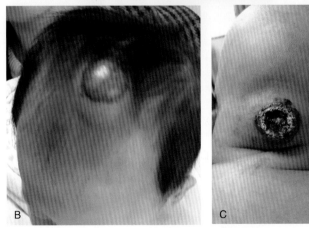

图 3-1-3 混合型血管瘤临床表现

A. 右颌面部血管瘤,右颌面可触及质软肿物,红色,境界欠清,无压痛,肿物表面皮温增高,少许破溃;B. 头顶血管瘤,头顶部红色肿物;C. 项部血管瘤,项部肿物,表面破溃

三、影像学检查

超声检查是血管瘤最主要的诊断方法和预后评价的手段,多普勒超声可以评价血管瘤的血流丰富程度。血管瘤在超声表现为低回声光团,增殖期血流信号丰富,边界尚清,内回声相对均匀(图3-1-4A)。CT检查临床上使用较少,常表现为软组织占位,强化明显,对于血管瘤压迫骨质,诊断骨质吸收破坏程度有较大价值。磁共振检查主要用于明确临床诊断,评估病变的范围,以及确定手术切除的可行性。血管瘤在T_1WI呈等信号,T_2WI呈高信号,其内见多发流空信号,边界清楚,增强扫描后病灶多明显均匀强化(图3-1-4B~D)。DSA造影检查仅用于栓塞治疗时,非常规诊断方法,通常表现为明显造影剂染色的肿瘤占位,增粗的肿瘤供血动脉及粗大引流静脉(图3-1-4E)。

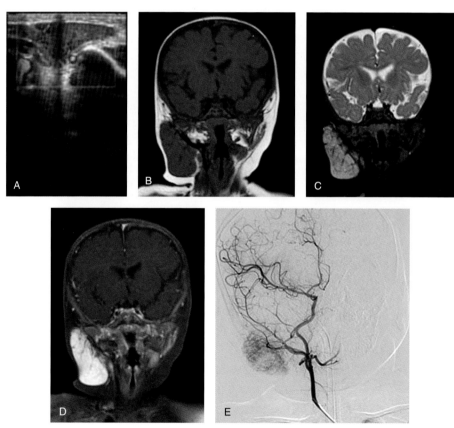

图3-1-4　右腮部血管瘤影像学检查

A.超声检查表现,右腮部低回声光团,血流信号丰富;B.T_1WI呈等信号;C.T_2WI呈高信号,其内见多发流空信号,边界清楚;D.增强扫描后病灶均匀强化;E.DSA造影表现

四、病理诊断

对于通过病史询问和影像学检查后仍然不能明确诊断的病例,可以采用组织活检法,该方法有助于诊断不典型的血管瘤。婴幼儿血管瘤病理表现:送检肿物组织镜下见大量毛细血管,小叶内可见扩张薄壁的供养血管。最重要的鉴别诊断方法为免疫组化,葡萄糖转运蛋白-1染色阳性[Glut-1(+)]。葡萄糖转运蛋白-1在其他类型血管瘤或脉管畸形都不表达。

第二节　血管瘤加压治疗

Miller等认为压迫疗法能促进血管腔缩窄,促使血管瘤组织内的血液排空,瘤体血供减少使得瘤体供养下降,进一步促使内皮变性,间接限制血管瘤的增长,达到治疗目的。Stringel等对于Kasabach-Merritt综合征(KMS)的患儿有相似说法,其认为压迫瘤体可促进瘤体内部分淤积的血液排出,使留滞的血小板释放回体循环,使血小板回升。

临床上绷带加压包扎的方式适合用于瘤体位于四肢的婴幼儿血管瘤,病例选择时建议挑选初发、面积较大、短时间内生长快速、无破溃的瘤体,需排除KMS时可进一步行血常规检查。对于初次就诊的患儿可先尝试使用,建议使用自粘式的弹力绷带,定期观察瘤体变化,若有明显增大,可再选择其他治疗。其治疗方法简单、无创伤性、疗效观察方便、家属配合度高(图3-2-1~图3-2-3)。

注意事项:

(1)绷带包扎目的为物理性加压,限制血管瘤继续增大,所以缠绕绷带时力道适中勿过紧,缠绕的力度为开始紧、末端松,包扎完毕可观察包扎处的肢体末端,是否有发凉、肿胀、发绀等情况;若绑得太紧,可适当放松。

(2)治疗期间,需每天解开查看瘤体有无破损。如有破损,暂停绷带加压,返院复查。

(3)建议选择弹力绷带,有自粘性更佳。

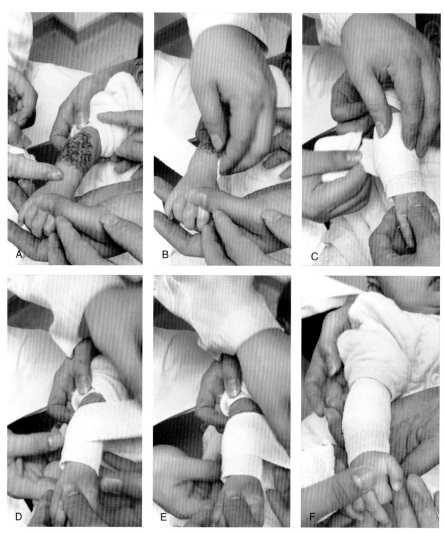

图 3-2-1　肢体血管瘤绷带加压包扎法治疗

A. 加压绷带从瘤体下端(靠近四肢远端开始)正常皮肤处开始包扎；B. 包扎力度需适中，包扎完毕需观察肢体末端是否有发凉、变白、肿胀，末梢循环情况等；C. 第二圈开始往上缠绕，重叠的部分需盖过先前缠绕绷带的一半，以保证连续性；D. 包扎范围需超过瘤体后，再往上缠绕 2~3 圈；E. 末端固定或打结；F. 完成后加压时间可持续 24 小时以上

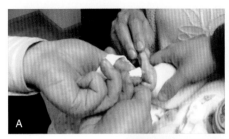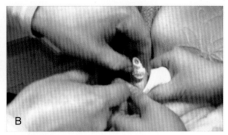

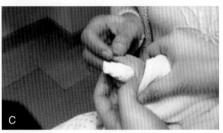

图 3-2-2 手指血管瘤绷带加压包扎法治疗

A. 绷带修剪合适宽度后,自手指末端开始缠绕,力度适中;B. 第二圈开始往上缠绕,重叠的部分需盖过先前缠绕绷带的一半,以保证连续性;C. 包扎完毕后,注意手指有无肿胀,末端手指出现肿胀时可适当松解,重新缠绕,调低绷带压力,完成加压后可持续 24 小时以上,洗澡时可拆卸

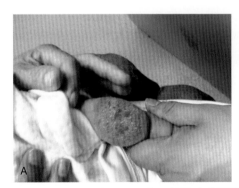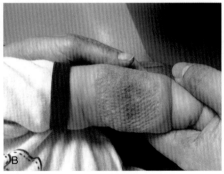

图 3-2-3 先天性快速消退型血管瘤绷带加压包扎法治疗

A. 左前臂快速消退型血管瘤:1 月龄患儿,出生后左前臂可见红色质软肿物,肿物境界欠清,大小约 3cm×4cm,皮温增高;B. 绷带加压包扎 2 个月后见病灶较前明显平坦、缩小,颜色变淡,皮温较前下降

第三节　血管瘤的外用药物治疗

一、马来酸噻吗洛尔滴眼液

马来酸噻吗洛尔滴眼液原为眼科用药,是非选择性强效 β 受体阻断剂,对于 β_1 和 β_2 受体都有阻断作用,作用强度是同为非选择性强效 β 受体阻断剂的普萘洛尔的 8 倍,无膜稳定作用,无内源性拟交感活性,无直接心脏抑制作用,有明显降低眼压作用。因起效快、不良反应少、对瞳孔大小、对光反应及视力无影响,对组织刺激性小,因此噻吗洛尔滴眼液作为外用药来说有较大的安全性。

其作用机制为通过降低 NO 释放收缩血管,下调血管内皮生长因子(VEGF)和基质金属蛋白酶 -9(MMP-9)等的表达来抑制新生血管形成。并通过诱导血管内皮细胞的凋亡,达到治疗婴幼儿血管瘤的效果。2010 年 Guo 等首次报道,浅表血管瘤外涂噻吗洛尔滴眼液后取得良好治疗效果,而后 Pope、Khunger、Tlougan 等多位学者均有报道噻吗洛尔滴眼液在治疗浅表婴幼儿血管瘤的良好效果。该系列报道指出噻吗洛尔滴眼液对于各期血管瘤治疗均有一定效果,增生期疗效较消退期明显。Oranje 等使用 0.5% 噻吗洛尔滴眼液涂抹浅表型血管瘤 3~4 次 / 天,发现血管瘤的生长被迅速抑制,随后缓慢消退,但深部血管瘤没有反应。

Semkova 等对 25 例婴幼儿血管瘤患儿做了 6 个月的前瞻性研究,每天外涂噻吗洛尔滴眼液 5 次,通过比较治疗前后瘤体的变化进行评分,有 85% 的瘤体经治疗后明显改善,瘤体萎缩,其中 4 例患儿瘤体消失。Chambers 等对 23 例噻吗洛尔滴眼液治疗婴幼儿血管瘤做了 2 个月的回顾性分析,发现仅 1 例疗效较差,总体取得良好疗效,但因病例数量较少、观察时间较短,仍有待大样本长期随访。2012 年 Chambers 等进行回顾性多中心队列研究,结果显示浅表型血管瘤 0.5% 噻吗洛尔治疗时间 >3 个月的患者疗效好,仅 1 例患者出现睡眠障碍。这一研究进一步证实局部使用噻吗洛尔的安全性及有效性。

马来酸噻吗洛尔滴眼液因可依据瘤体范围大小局限使用,对于较浅表、相对平坦的瘤体来说治疗上方便、安全、疗效稳定,患者家属接受度及依从性较好。主要副作用包括低血压、低血糖、心动过缓、支气管痉挛、局部瘙痒等。作为局部用药与普萘洛尔相比,其吸收入血液循环的量极少,因此全身反应甚微。目前已报道的文献,未见到明显全身不良反应。相比既往单一使用口服药物或皮肤激光甚至手术治疗增生期浅表血管瘤的方法,外涂噻吗洛尔滴眼液治疗使得临床医师在面对婴幼儿血管瘤的治疗上有了更多选择(图 3-3-1~图 3-3-4)。

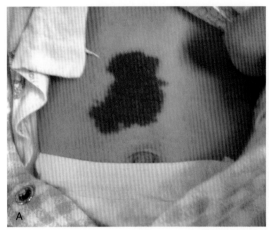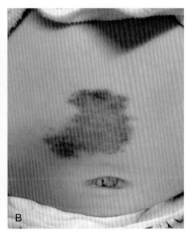

图 3-3-1　腹壁浅表血管瘤治疗效果

A. 治疗前,男性患儿,3 个月大,腹壁红色病灶,质软,境界清楚,皮温升高;

B. 外敷噻吗洛尔滴眼液 4 个月后,病灶大小基本同前,颜色较前明显变浅,皮温较前下降

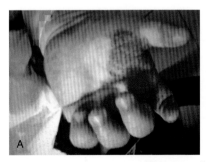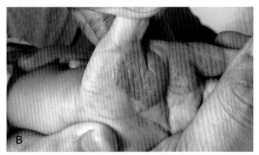

图 3-3-2　左手浅表血管瘤治疗效果

A. 治疗前,男性患儿,3 个月大,左手见红色平坦病灶,质软,境界清楚;

B. 外敷噻吗洛尔滴眼液 1 个月后,病灶未继续增大,颜色较前明显变浅

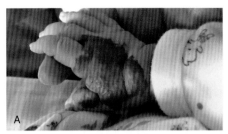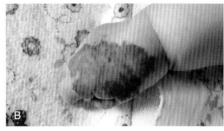

图 3-3-3　右手浅表血管瘤治疗效果

A. 治疗前,女性患儿,1 个月大,右手见红色肿物,质软;

B. 外敷噻吗洛尔滴眼液 1 个月后复查,见瘤体未继续增大,中央颜色较前变浅

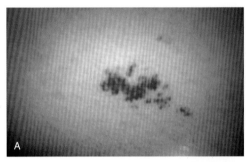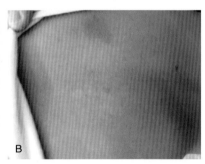

图 3-3-4　背部浅表血管瘤治疗效果

A. 治疗前,男性患儿,5 个月大,背部红色病灶,质软,境界清楚;

B. 外敷噻吗洛尔滴眼液 5 个月后复查,病灶完全消退

二、咪喹莫特

咪喹莫特为一种免疫反应调节剂,结合于 Toll 样受体,其主要机制是诱导细胞因子合成并促进表皮角质细胞、巨噬细胞和单核细胞因子分泌细胞因子,包括干扰素 α、组织坏死因子 α 以及白介素(interleukin,IL),IL-1、IL-5、IL-6、IL-8、IL-10、IL-12、IL-18 及基质金属蛋白酶抑制血管形成和瘤体增生。被广泛应用于生殖器疣、皮肤基底细胞癌、原位鳞癌、光化性角化病、恶性雀斑样痣等。

2002 年 Martinez 等第一次报道将 5% 咪喹莫特乳膏外用于 2 例额部婴幼儿血管瘤的患儿,3~4 次 / 周,共 2 个月,发现血管瘤几乎完全消退。2003 年 Sidbruy 等使用鼠血管肿瘤模型研究表明,咪喹莫特可以抑制肿瘤细胞增生,促进肿瘤细胞凋亡,使基质金属蛋白酶 -1 活性增加的同时,抑制基质金属蛋

白酶 -9 的活性,证明咪喹莫特可以抑制血管肿瘤的生长。Ho 等在 2007 年报道连续外用 5% 咪喹莫特乳膏 17 周后,浅表型血管瘤病灶都有不同程度的消退,而混合型及深部的血管瘤只有少部分消退,甚至无明显改变。Jiang 等应用咪喹莫特外涂治疗婴幼儿血管瘤的前瞻性自身对照研究结果表明该药物仅在使用部分起效,未渗透至周围病灶。对于婴幼儿用药安全方面,McCuaig 的研究表明咪喹莫特乳膏局部外用经皮吸收的剂量极其微小,血浆中咪喹莫特的水平几乎检测不到。

较常见的用法为,隔日涂擦患处 1 次,治疗持续时间 3~5 个月。主要优点为用药方便、医从性高、观察方便。

不良反应包括用药部位轻、中度的局部皮肤炎症反应(红斑、水肿、脱屑、疼痛、糜烂、溃疡等),部分病例可在破溃后留下瘢痕,故对于皱褶处的瘤体(腋下、腹股沟、颈部、会阴、指缝等)应避免使用,防止局部破溃出现。

第四节 血管瘤的口服药物治疗

一、皮质激素

皮质激素的使用由来已久,用药方式从外用、口服、静脉甚至动脉皆有,在用于治疗血管瘤前,皮质激素已在临床广泛使用。1967 年 Zarem 与 Edgerton 等首先报告口服皮质激素治疗 7 例血管瘤生长迅速的患儿。1971 年 Hiles 等报道 3 例口服皮质激素治疗血管瘤的患儿,也取得了满意的效果,而后陆续有文献报道。国内 1983 年起开始使用该项方法,因口服皮质激素对于婴幼儿血管瘤的疗效显著,30 多年来在婴幼儿血管瘤治疗中一直有举足轻重的地位。已累计可观的相关文献,Bennett 等自 MEDLINE 数据库中共检索到 7 种语言的相关文献 200 篇。

对于血管瘤的发生发展机制研究,目前认为在胚胎晚期,不成熟的血管内皮细胞在某些因素(如雌激素、血管生成因子、肥大细胞释放的肝素和组胺等)作用下快速生长,并持续到出生后一段时间。在此过程中,血管瘤可分泌蛋白酶,将细胞外基质蛋白分解,为血管内皮细胞增殖提供空间,促使瘤体在短时间内迅速增大。而皮质激素治疗婴幼儿血管瘤的机制为婴幼儿血管瘤的血管管道及血窦对皮质激素敏感,血管收缩而导致瘤体缩小;瘤体血管内皮细胞均未成熟,多呈胚胎型,皮质激素具有抑制未成熟的血管内皮细胞和成纤维细胞增生作用,从而使瘤体停止生长,体积缩小,甚至完全消退。此外,血管瘤组织中雌激素水平明显增高,与血管瘤的发生、发展有关,皮质激素和雌激素同属于甾体类激素,分子结构相似,可与雌激素受体竞争结合并直接抑制受体活性,从而抑制血管瘤的生长。

以往皮质类固醇激素被认为治疗婴幼儿血管瘤的一线用药,干扰素或长春新碱则是二线或三线药物。国外报道大剂量使用(每天 3~5mg/kg)皮质类固醇激素治疗血管瘤的有效率(大多数患儿可见肿瘤稳定或不完全消退)为30%~60%。国内文献报道其总体有效率达 90% 以上。治疗效果在治疗期间的第 2~3 周内出现。这种疗法会引发许多不良反应,但大多是暂时性的、有限的,例如库欣样面容、失眠、易激惹、发育迟缓和胃肠道症状等。然而,有一些不良反应可能比这些严重得多,例如高血压和肥厚性梗阻型心肌病。其不良反应发生率与剂量有关。Bennett 等研究表明较大剂量[>3mg/(kg·d)]的有效率优于中剂量[2~3mg/(kg·d)]和小剂量[<2mg/(kg·d)],且大剂量与中剂量的复发率低于小剂量。年龄在 6 个月以下的患儿,疗效最好,年龄越大,疗效越差,因此主张早期用药。在用药时间上与疗效关系不大,研究表明用药 1.7 个月与 2.3 个月相比,p=0.3,差异无统计学意义。

目前治疗婴幼儿血管瘤均使用醋酸泼尼松,醋酸泼尼松为短效类药物,1 次剂量在 50mg 以下。研究表明醋酸泼尼松对促肾上腺皮质激素(adreno-cortico-tropic-hormone,ACTH)作用在 24~36 小时,给药后 36~48 小时对下丘脑 - 垂体 - 肾上腺轴(HPA)的反馈作用消失,多数学者认为使用大剂量短期疗法,隔日顿服的方式较符合人体肾上腺分泌规律,可减少不良反应,降低下丘脑 - 垂体 - 肾上腺轴的抑制作用,故临床上多采用隔天用药方案。

国外常用用药方案:在患儿耐受情况下,初始剂量为 4mg/(kg·d),1 周后观察疗效,如血管瘤停止生长或变小,则继续当前剂量,连续使用 3 周;如疗效不佳,则增加剂量至 5mg/kg,1 周后再次评价疗效,连续观察 3 周后,第 4~8周内逐渐减少剂量,至停药。

国内常用用药方案:口服醋酸泼尼松[3.0~5.0mg/(kg·d),总量不超过50mg],隔天晨起 1 次顿服,共 8 周,第 9 周开始减量 1/2,第 10 周减量至

10mg,第 11 周减量至 5mg,第 12 周停用,完成 1 个疗程。后观察瘤体变化,如有需再次口服醋酸泼尼松,可间隔 4~6 周后重复疗程。在停药过程中,需注意有无"反跳"出现,在国内临床观察中,"反跳"现象发生率较低,可能与用药时间较长有关。另外,回顾以往国内文献,对于疗效观察的标准制订及用药方案不一,有效率相差甚大,部分文献数据显示有效率偏低,考虑其原因可能为诊断错误或将"反跳"视为治疗失败。

二、普萘洛尔

普萘洛尔是非选择性 β 肾上腺受体阻滞剂,主要用于治疗心律失常、心绞痛、高血压。作用于细胞膜上的 β_1- 肾上腺素受体(β_1-AR)、β_2-AR,使心率减慢、心肌收缩力减弱、血压降低。普萘洛尔在成人的应用已有长时间的深入研究,口服呈现显著的首次代谢效应,吸收峰出现在服药后 1~3 小时,半衰期大约在 3.5~6 小时。

其问世已有半个多世纪,直到 2008 年美国《新英格兰医学杂志》发表了法国 Bordeaux 儿童医院 Léauté-Labrèze 等医生的一篇论文,报道了他们应用普萘洛尔治疗婴儿血管瘤的重大发现,他们在使用普萘洛尔治疗 1 例伴血管瘤的心肌病患儿和另 1 例血管瘤伴心输出量增加的患儿时,意外地发现血管瘤萎缩变小。而后再次给另外 9 例颌面部血管瘤患儿口服普萘洛尔 24 小时后观察瘤体,发现所有患儿血管瘤颜色均变浅,体积有不同程度缩小。当时,口服醋酸泼尼松治疗血管瘤被视为一线用药,此项发现对于血管瘤口服药物治疗有了革命性的突破。随后,越来越多的临床医师开始尝试该项治疗。Cohen 等与心内科专家一起使用普萘洛尔治疗了 20 例血管瘤患儿,发现普萘洛尔治疗血管瘤效果极好,有时在第一次使用时就可以看到患儿血管瘤变暗,通常在 24 小时内观察到治疗效果。同时监测接受治疗前 2 天患儿可能发生的不良反应(如心率下降、低血压或者低血糖),但并未观察到任何不良反应发生。此后,多家医院报道尝试应用普萘洛尔治疗婴幼儿血管瘤取得良好效果,有效率均在 90% 以上。Manunza 等报道普萘洛尔对增生期、稳定期及消退期血管瘤以及经激素治疗无效的血管瘤均有效。也有学者尝试用普萘洛尔治疗合并有溃疡形成的血管瘤,发现普萘洛尔对于血管瘤消退及溃疡愈合效果显著。此外,许多学者报道,口服普萘洛尔治疗某些重症血管瘤、某些难治性特殊部位血管瘤,如眼眶血管瘤、会阴深部血管瘤、口底、喉部并气道梗阻血管瘤,均取得明确的效果,且未发现严重不良反应。事实上,几乎体表各部位的婴幼儿血管瘤(图 3-4-1)皆可用普萘洛尔治疗,破溃的血管瘤亦如此。

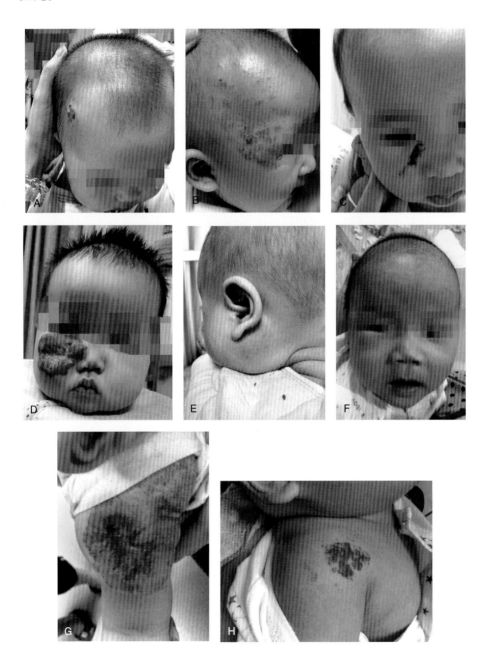

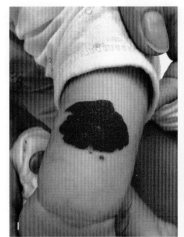
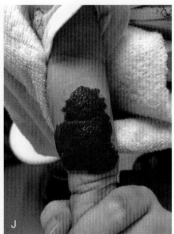

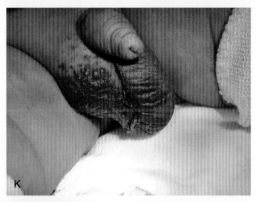

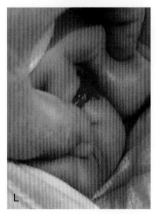
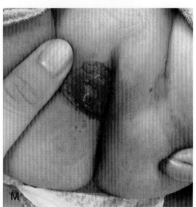

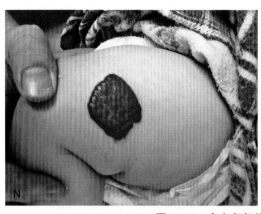
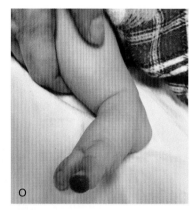

图 3-4-1　全身各部位血管瘤

A. 右额颞部血管瘤；B. 右颞部血管瘤；C、D. 右面部血管瘤；E. 左腮部血管瘤；F. 右下睑血管瘤；G. 右上肢、胸壁血管瘤；H. 右肩部血管瘤；I、J. 右前臂血管瘤；K. 阴囊血管瘤并破溃；L、M. 会阴部血管瘤；N、O. 右大腿、右足部多发血管瘤

　　Frieden 等研究表明，在增殖期血管瘤中，碱性成纤维细胞因子（bFGF）和血管内皮生长因子（VEGF）表达增加，血管内皮增殖；而在消退过程中，血管内皮细胞发生凋亡。Razon 等发现，血管瘤消退过程中内皮细胞凋亡数目可达增殖期的 5 倍多。Zhang 等的研究表明，增殖期血管瘤患儿血清 VEGF 水平明显高于消退期血管瘤患儿、血管畸形患儿和正常对照儿童。VEGF 是一种重要的促血管生成因子，bFGF 是在血管瘤中过度表达的血管形成蛋白，在血管瘤生长形成中具有重要的刺激作用。Yuan 等发现在使用普萘洛尔治疗 2 个月后患儿外周血中 VEGF 和内皮型一氧化氮合酶（eNOS）水平较治疗前明显变低。Chim 等研究发现普萘洛尔对于血管瘤内皮细胞有细胞毒性，其毒性强弱与药物浓度成正比，其通过抑制缺氧诱导因子 -1α 减少 VEGF、血管内皮生长因子受体（VEGFR）-1 及 VEGFR-2 的生成，从而影响血管内皮细胞的存活及生长。

　　目前认为，普萘洛尔治疗婴幼儿血管瘤的机制分为三个时期：用药早期，普萘洛尔可减少局部 NO 的释放使得血管收缩；用药中期，通过影响血管内皮生长因子、成纤维细胞生长因子和金属蛋白酶等抑制信号转导通路，使血管瘤停止生长；用药后期，诱导处于增殖期的血管内皮细胞发生凋亡，使血管瘤消退。治疗效果见图 3-4-2～图 3-4-4。

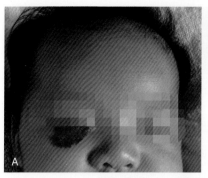
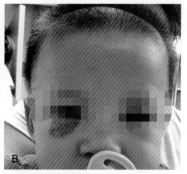

图 3-4-2 右下眼睑血管瘤治疗效果

A. 治疗前,女性患儿,1 月龄余,右下睑见红色质软肿物,高出皮面,睁眼无困难,双侧眼球活动无异常;B. 口服普萘洛尔治疗 9 个月后,见瘤体明显平坦,颜色变暗,治疗期间瘤体无破溃

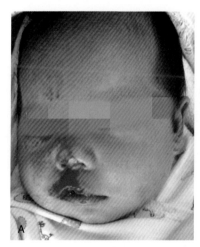
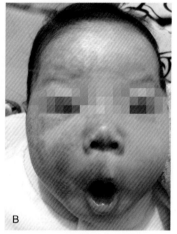

图 3-4-3 颌面部血管瘤治疗效果

A. 治疗前,男性患儿,出生 25 天,颌面部见大范围红色质软肿物,累及上唇,双侧眼球活动无异常;B. 口服普萘洛尔治疗 2 个月后,见瘤体明显颜色变暗,治疗期间无明显普萘洛尔不良反应

治疗前准备:血常规;肝肾功能;凝血四项;甲状腺功能五项;心电图;心脏彩超;测量患儿体重及生命体征;对治疗前瘤体进行测量评估记录;完善相关检查并排除口服普萘洛尔治疗禁忌证;对患儿家属行治疗前谈话(治疗过程可能出现的疗效及不良反应),在取得家属同意后予签署治疗知情同意书。

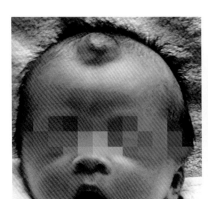
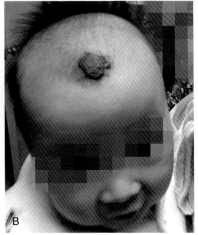

图 3-4-4　顶部血管瘤治疗效果
A. 治疗前,女性患儿,1 个月余,顶部病灶突出皮面,色红,质软;
B. 口服普萘洛尔治疗 5 个月后,见瘤体较前明显平坦、颜色变暗

治疗方法:口服普萘洛尔 2mg/(kg·d) 治疗,分 3 次(每 8 小时 1 次)口服,首次服药在院观察并监测服药前后 1 小时、2 小时及 12 小时内心率、血压、呼吸及观察有无不良反应。口服普萘洛尔药物治疗期间,瘤体表面红斑处予噻吗洛尔滴眼液适量外涂,每天 4 次。在院观察 12 小时内上述监测指标大致正常,未出现心率<80 次 / 分、血压<60/40mmHg,无支气管痉挛、呼吸困难,无精神抑郁、反应迟钝、明显腹泻、恶心、倦怠等药物相关不良反应后,予以出院并继续治疗,由家属持续监测。

用药方案:目前无论国内外均无较为统一的用药方案,其剂量在 0.5~2mg/(kg·d) 范围内皆有报道,而疗效多数满意。Siegfried 等提出阶梯式给药方案,即在治疗最初给予 0.5mg/(kg·d),无明显不良反应时可增量至 1.0mg/(kg·d),最终剂量可增加到 2.0mg/(kg·d)。Schiestl 等报道,使用 2.0mg/(kg·d) 时效果较好,平均治疗时间为 10.4 个月。Holmes 等报道,应用剂量为 3mg/(kg·d) 时疗效明显且患儿同样耐受好。较常用的方案为 2mg/(kg·d),分为 1 次 /8 小时口服,较为符合药物半衰期的规律。治疗时间可持续 6~8 个月不等,或至患儿年龄 8~18 个月,甚至更长时间。Menezes 等回顾 2008—2010 年报道以"普萘洛尔"和"血管瘤"为关键词的 49 篇文献,共 213 例患者,显示有 92.9% 患儿在婴幼儿时期给药(平均 4.5 个月)。患儿中有 65% 接受 2mg/(kg·d) 普萘洛尔口服,25.3% 采用 3mg/(kg·d) 口服治疗。平均治疗时间>5.1 个月。而所有报道均获得满意的疗效,但目前对于血管瘤治疗疗效尚未有标准化的界定。

2011年9月美国召开普萘洛尔治疗婴幼儿血管瘤的会议讨论普萘洛尔临床应用,该会议对所有相关研究进行了系统评价,并对用药指征、剂量、用药监测等达成共识。推荐剂量为1~3mg/(kg·d),分3次服用,服药间隔>6小时,起始剂量为每小时0.33mg/kg,如能耐受增加至0.66mg/kg,如无法耐受应减少剂量。

停药时间:目前国内外对于停用普萘洛尔时间尚未有统一定论,考虑患儿就诊时不同情况(瘤体大小、范围、部位、深度、有无影响重要器官、有无破溃等),临床医师依据经验会采取不同时间的疗程,但多数治疗均在患儿1岁左右停药,考虑此时期血管瘤已进入增生末期,促血管生成因子和促凋亡因子间的平衡发生转换,瘤体开始逐渐消退,因此为避免血管瘤发生反弹生长,最佳治疗时间应覆盖大部分甚至全部增生期,至少持续到患儿7~8月龄。有报道最长治疗时间至患儿2岁。值得注意的是,停药的过程应逐渐减量,不应突然停药,Holmes的病例中24%停药后2~3周血管瘤出现反弹生长。

普萘洛尔的不良反应为心率减慢、血压降低、睡眠改变、腹泻、对糖的代谢、甲状腺代谢的影响。其禁忌证为支气管哮喘、心源性休克、Ⅱ~Ⅲ度房室传导阻滞、重度或急性心力衰竭、窦性心动过缓。故在使用药物治疗前,应先完善相关检查(心脏彩超、心电图、肝肾功能、血糖、甲状腺功能等),排除禁忌证,在首次用药的24小时宜在院观察,行心电、血压监护并观察有无诱发哮喘等。

口服用药的糖皮质激素使用时间已久,在治疗婴幼儿血管瘤上已有一段历史,而在最初发现普萘洛尔治疗婴幼儿血管瘤有效时,多数临床医师认为该药本为心血管用药,对其疗效是否能取代糖皮质激素持谨慎态度,基于以下考虑:①普萘洛尔治疗血管瘤机制不清,虽然普萘洛尔的临床应用已有半个多世纪,但其主要用于心血管疾病、甲亢及门脉高压等,用于治疗血管瘤疗效及安全性尚缺乏充足理论依据;②普萘洛尔治疗血管瘤临床资料多为小样本病例,对于其使用剂量、治疗方案还有待于进一步观察。而后Fuchsmann等进行多中心回顾性研究认为普萘洛尔是头颈部婴幼儿血管瘤有效的治疗方法,特别是处于快速增大的瘤体应尽早开始治疗。2011年一项来自美国多中心回顾性病例分析研究,其分析对比了普萘洛尔和糖皮质激素治疗婴幼儿血管瘤的安全性和有效性。研究包括 110 例患者,78% 病变部位位于头颈部。口服普萘洛尔平均治疗时间 7.9 个月,糖皮质激素 5.2 个月;肿瘤缩小 75% 以上的病例中,接受普萘洛尔治疗的有 82%(56/68),接受口服糖皮质激素治疗的仅占有 29%(12/42),差异有统计学意义。口服普萘洛尔组的副作用较少(包括低血糖、与普萘洛尔无关的特异性皮疹),而 42 例糖皮质激素治疗组均有一种(类库欣综合征表现)或多种副作用(如胃食管反流、高血压、多毛症和感染等),差异有统计学意义。研究中普萘洛尔和糖皮质激素治疗后患儿仍需手术治疗分别占 12%(8/68) 和 29%(12/42),差异有统计学意义。该项回顾性分析研究结论认为,普萘洛尔治疗婴幼儿血管瘤比口服糖皮质激素更有效、经济、耐受性好、副作用少,因此建议普萘洛尔作为治疗婴幼儿血管瘤一线用药。自 2008 年以来,众多国内外文献支持普萘洛尔对于血管瘤治疗的地位,糖皮质激素与其相比因副作用较大,目前已退居二线用药,较少用于治疗婴幼儿血管瘤。法国儿科药物 Hemangeol(propranolol hydrochloride,盐酸普萘洛尔)已于 2013 年 9 月获得美国 FDA 批准,成为首个也是唯一的用于增殖期婴幼儿血管瘤的治疗用药。

第五节　注射治疗

注射治疗源于 20 世纪 60 年代,其原理是将药物注入到血管瘤瘤体组织中,引起无菌性炎症,肿胀消失后出现局部纤维化反应,使血管瘤、血管腔缩小或闭塞。注射常用的药物分三种:①人体代谢产物,是最古老的血管瘤治疗药物,主要有激素、尿素;②化疗药物,一度被多数医院作为人体代谢产物的替代产品,主要有平阳霉素,是医院以往常使用的药物;③植物提取物,主要有聚桂醇、聚多卡醇等,是现在最新型血管瘤治疗药物。

适应证:浅表血管瘤或混合血管瘤,直径<5cm。

禁忌证:①血管瘤局部严重破溃、感染;②瘤体分布在特殊部位(如眼睑内侧、会阴内侧、脐内等);③凝血功能异常;④严重心肝肾功能不全。

硬化治疗机制:硬化剂注入到靶血管,迅速损伤血管内皮细胞,使作用部位的纤维蛋白、血小板、红细胞聚集、沉积,形成血栓,阻塞血管;同时,由于药品的化学作用,使血管内膜产生无菌性炎症,纤维细胞增生,管腔闭塞,引起靶血管损伤,血栓纤维化,使其逐渐吸收缩小至消失。

注射治疗前准备:洗手(七步洗手法)、按医嘱备药、治疗盘、一次性治疗巾、适宜的注射器及针头、消毒液(安尔碘或安多福)、瓶口贴、棉签、手消液、污物缸(污物桶)、锐器盒、记录单、胶带、治疗车。

方法:

1. 注射治疗前谈话,填写知情同意书。

2. 完善检查,包括血常规、凝血功能、头面部行 B 超检查以排除颅内肿瘤或血管畸形。

3. 配制封闭液,平阳霉素 8mg+ 地塞米松注射液 2mg+0.9% 氯化钠注射液 3~4ml+2% 利多卡因注射液 1~3ml。

4. 固定皮损,从瘤体边缘直接注入瘤体间质,回抽无血后缓慢多方向推药,较大特殊瘤体可选择多点注射,其中注射用量视年龄、部位、瘤体大小而不同,一般 0.5~3.0ml 不等。

5. 至瘤体表面肿胀到苍白为止,迅速退针,棉球压迫 3~5 分钟,防药液外渗(图 3-5-1)。

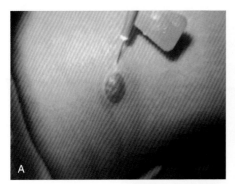
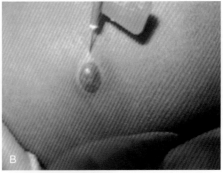
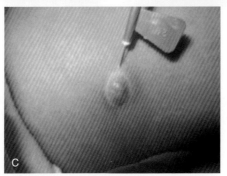

图 3-5-1　血管瘤局部注射药物过程

6. 间隔周期为 1~2 周,重复注射,一般注射 2~3 次,最多不超过 5 次,随诊时间为 6 个月至 2 年。

判愈标准:①痊愈,瘤体消失,外形正常或仅残留少许硬结;②显效,瘤体缩小 50% 以上;有效,缩小 30% 以上;③无效,瘤体无变化或继续增大。

终止治疗或换用其他疗法的情况:①局部皮肤严重萎缩;②瘤体在特殊部位;③出现平阳霉素或激素不良反应;④局部出现溃烂等。

附:

浅表血管瘤平阳霉素注射治疗标准操作流程

(广州市妇女儿童医疗中心)

一、适应证

浅表血管瘤。

二、禁忌证

无。

三、操作规程

(一)治疗前评估

1. 患者能否配合。

2. 患者病情、年龄、用药史、平阳霉素注射史、家族史、不良反应史、注射部位状况(有无瘢痕、溃烂、硬结坏死等)以及患者和家属对药物的了解程度及心理反应。

3. 根据条件选择患者的体位和穿刺部位。

4. 操作可在手术室或治疗室内进行。

5. 操作应由经过培训的专业医生完成。

(二)知情告知

操作前做到全面、准确、通俗告知,向患者家属充分说明目前的病情、拟定的治疗措施、可能存在的利弊、治疗成功的可能性等,取得同意后,与家属签订《平阳霉素注射治疗知情同意书》。

（三）操作前准备

1. 器材及药物准备 注射器、无菌棉签等消毒用物。

2. 医务人员准备 医务人员戴口罩、帽子、手套等。

（四）操作步骤

1. 护士核对患者、医嘱，按顺序发序号卡并收病历和收费单，在病历左上角写上序号，通知医生。

2. 医生评估患者病情、年龄、用药史、平阳霉素注射史、家族史、不良反应史、注射部位状况（有无瘢痕、溃烂、硬结坏死等）以及患者和家属对药物的了解程度及心理反应。

3. 医生告知药物的作用、使用方法、副作用及注意事项，并签署知情同意书。

4. 医生定注射部位，消毒皮肤，抽取药液，再次核对，排尽空气，向瘤体进针，注药后快速拔针，用无菌干棉签按压穿刺点，协助患者取舒适体位，医疗废物分类处理。

5. 指导家属按压穿刺点，嘱家属注射药液20分钟后患儿无不适方能离开病房。

6. 观察注射过程中患者的反应、用药后的情况和不良反应。

（五）注意事项

①注射后要多饮水，有小部分患者可能出现发热，一般不超过38℃，可使用物理降温或退热贴，若发热超过38℃需要到当地医院或本院诊治，并告知下一疗程的复诊医生。②注射前30分钟患儿禁食；注射10分钟后，患儿在安静状态下才可喂食，以免哭闹时引起呕吐、误吸。注射后患者必须在诊室或病房观察15分钟方可离开。③指导患儿不要搔抓注射部位。注射部位可能出现红肿，产生水疱，一般不宜擦破疱皮，可外用含碘消毒液等消毒液，或遵医嘱处理。少数患者注射部位可能出现溃烂，可导致局部瘢痕形成及皮肤色素改变，应及时来院复查处理。④若注射后结痂，需待痂皮自然脱掉后，才可进行下一次注射。⑤指/趾端、唇、鼻尖、耳垂及颜面等部位的血管瘤，少数治疗后可导致局部坏死、结痂，脱落而影响外观。关节周围的血管瘤少数治疗后可因瘢痕形成产生挛缩畸形而影响活动。⑥少数患者可能出现皮疹等过敏症状或咳嗽、咳痰等肺炎症状，请到医院诊治。极少数患者出现休克样症状，请立即到医院诊治。⑦每次间隔

时间须 2 周以上。⑧患儿注射预防针 2 天后才可以注射平阳霉素,注射治疗 2 天后可注射预防针。

(六)并发症及处理

1. 穿刺部位出血或血肿,局部压迫即可。

2. 注射部位出现红肿,产生水疱,可外用含碘消毒液等消毒处理。

3. 注射后出现发热,若不超过 38℃,可使用物理降温或退热贴,若发热超过 38℃需要到当地医院或本院诊治。

4. 患儿出现呕吐,可嘱家属立即停止给患儿喂食,进一步观察,必要时给予止呕药物处理。

第六节　介入治疗

目前婴幼儿血管瘤的治疗方法包括了保守观察、激素治疗、介入治疗、激光治疗、外科手术切除、同位素敷贴及近几年出现的口服普萘洛尔药物治疗、外涂噻吗洛尔滴眼液等。临床上对于比较大的血管瘤,单纯口服普萘洛尔药物、外敷药水并不能达到良好的临床疗效。近年来随着介入技术和材料的发展,经导管动脉栓塞术(transcatheter arterial embolization,TAE)逐渐应用于婴儿血管瘤的治疗,并取得了良好效果。使用碘油平阳霉素乳剂(PLE)联合聚乙烯醇泡沫颗粒(PVA)为栓塞剂,行血管瘤供血动脉超选择插管栓塞,即经导管动脉硬化栓塞治疗(transcatheter arterial sclerosing embolization,TASE)是目前血管瘤微创介入治疗的首选方式。两例面部血管瘤动脉栓塞介入治疗见图 3-6-1、图 3-6-2。由于血管瘤口服普萘洛尔治疗的疗效显著,目前介入治疗仅限应用于口服普萘洛尔治疗无效或效果差的巨大血管瘤瘤体,或者压迫重要器官,或者明显出血的情况下。

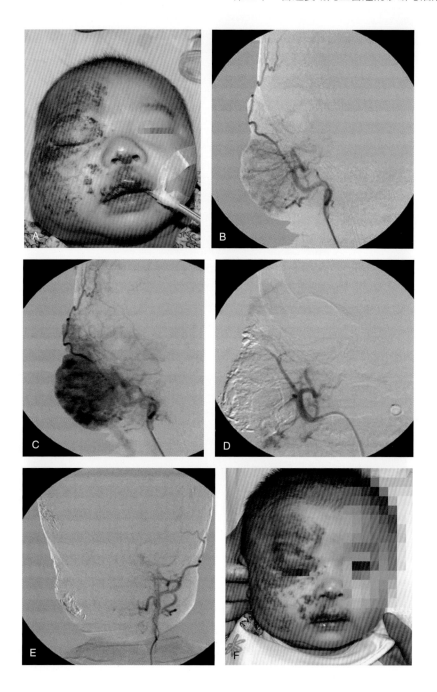

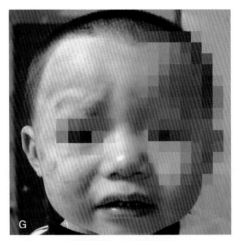

图 3-6-1　面部血管瘤动脉栓塞介入治疗

A. 男性，2 月龄，生后发现右颌面部红色肿物，进行性增大；B、C. 插管至右颈总动脉造影，示病灶由右上颌动脉分支供血；D. 经微导管予平阳霉素 3mg ＋碘化油 1ml ＋地塞米松 4mg ＋造影剂 3ml 及 PVA 300~500μm 栓塞右上颌动脉，栓塞后造影示病灶染色基本消失；E. 插管至左颈总动脉造影，未见动脉参与病灶供血；F. 该患儿介入治疗 1 个月后照片；G. 该患儿介入治疗 1 年后照片

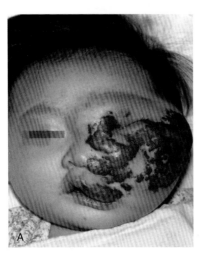
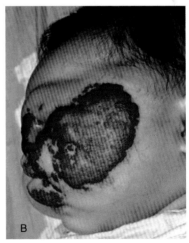

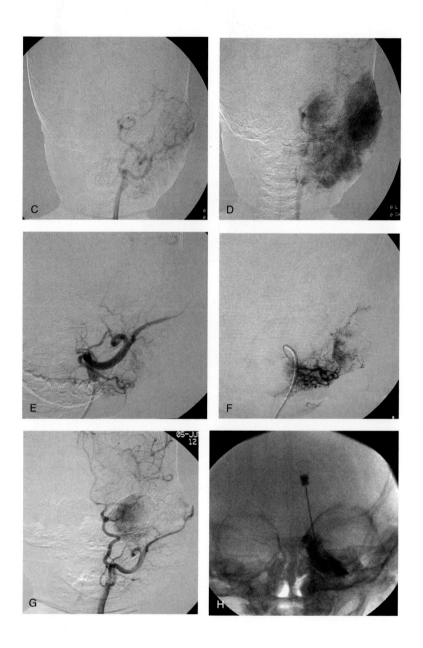

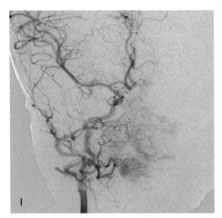

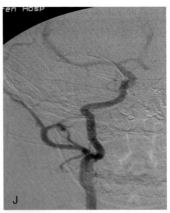

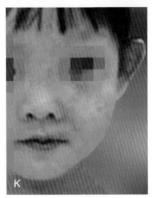

图 3-6-2 面部血管瘤动脉栓塞介入治疗

A、B. 女性,5 月龄,生后发现左面部红色肿物,进行性增大;C、D. 插管至左颈总动脉造影,示病灶由左上颌动脉分支供血;E. 经微导管予 PYM 3mg+Lip 1.5ml+ 造影剂 2.5ml+DXM 2mg 及 PVA 300~500μm 栓塞左上颌动脉,栓塞后造影示病灶染色大部分消失,左面动脉参与病灶供血;F. 经微导管予 PYM 1mg+Lip 0.5ml+ 造影剂 0.5ml+DXM 2mg 及 PVA 300~500μm 栓塞左面动脉;G. 栓塞后经导管再次造影示左眼动脉参与病灶供血;H. 经皮注射 PYM+ 造影剂(1mg:1ml 浓度)行硬化治疗;I. 插管至右颈总动脉造影,示左侧病灶由右上颌动脉及右面动脉分支供血;J. 经微导管予 PVA 300~500μm 栓塞右上颌动脉及右面动脉后造影,病灶染色基本消失;K. 介入治疗 3 年后该患儿照片

一、适应证与禁忌证

1. 适应证

(1)患儿年龄<6 个月,瘤体巨大(瘤体直径 ≥3cm),增长迅速、皮温高及生长于特殊部位(颈部、咽喉部、气管等)产生压迫,使用保守治疗,包括激光、药物(普萘洛尔、醋酸泼尼松)、局部注射等治疗后无效或效果差的病例。

（2）患儿年龄≥6个月，瘤体直径>5cm、皮下厚度>2cm、皮温仍然较高的血管瘤。

2. 禁忌证

（1）不可纠正的凝血功能障碍及血象严重异常的血液病患者。

（2）活动性感染尤其肺部炎症者。

（3）血管瘤破溃、感染未造成严重出血者。

二、治疗前准备

1. 术前检查

（1）实验室检查：血、尿、粪便常规检查、生化常规、止/凝血实验等检查，重点关注白细胞、血小板、肝功能、肾功能、止凝血功能等。

（2）胸部 X 线摄片：了解有无肺部感染。

（3）心脏彩超及心电图：了解目前心脏状况。

（4）CT/MRI 等辅助检查资料：对部分病灶位于特殊部位，如颈部血管瘤压迫气道的情况，根据分析情况，制订最佳治疗方案。

2. 治疗方案制订　治疗方案的制订主要是根据血管瘤术中造影的具体情况决定，一般对高流量型血管瘤采取以栓塞为主的治疗方法，低流量型的采取以硬化为主的治疗方法。

3. 术前谈话　术前应跟患儿监护人交代病情，介绍 TASE 治疗的目的并重点告知 TASE 可能发生的风险，需与患儿监护人充分沟通，征得监护人的充分理解和同意，并签署知情同意书。

4. 患儿准备

（1）患儿术前禁食禁水。

（2）鼓励患儿监护人充分配合医护人员做好术前准备，尽量给患儿一个轻松愉悦的心情。

三、操作步骤、方法

1. 患儿复合静脉全身麻醉成功后，常规术区消毒，铺无菌巾。

2. 行股动脉 Seldinger 穿刺，成功后置入 4F 小儿血管鞘，注射肝素全身肝素化（75U/kg，若体重≥10kg 为 100U/kg）。

3. 在 X 线透视引导下，经超滑导丝指引用 4F Cobra 超滑导管选择性插至参与血管瘤血供的一级动脉行数字减影血管造影，对较大病灶或跨越中线病灶先行健侧造影再行患侧造影。

4. 血管瘤动脉造影,大部分婴幼儿血管瘤患侧动脉供血主支增粗,均可见供血动脉增粗、迂回,肿瘤血管增多,明显染色,静脉回流粗大。大部分瘤体可由 1~3 支粗大动脉供血,少数由 4 支以上动脉供血;对少部分血管瘤动脉供血主支轻度增粗,血管瘤染色不明显提示血管瘤属于低流量型,或供血动脉存在危险吻合时,不宜继续行动脉栓塞,可采取经皮硬化治疗。

5. 根据造影表现判断血管瘤供血动脉,予以路标,使用 2.7F Progreat 导管行供血动脉超选择性插管,成功后缓慢注入平阳霉素碘油乳剂(PLE)。复查造影,对供血动脉血流较快,血管瘤体仍有染色病例,再行聚乙烯醇颗粒(PVA 300~500μm)栓塞供血动脉至仅余动脉主干。

6. 术毕,撤管后拔除动脉鞘,压迫穿刺点约 5~10 分钟至止血后用弹力胶布加压包扎。

四、平阳霉素碘油乳剂用量及配制

平阳霉素碘油乳剂由平阳霉素、碘油及造影剂组成,平阳霉素用量为 8~12mg/m^2 体表面积,碘油配制成 20%~33% 浓度(v/v),乳剂总液量为 6~10ml。

五、颗粒栓塞剂选择

根据血管瘤循环时间(供血动脉显影至回流静脉显影的时间差)选择 PVA 颗粒大小。循环时间为 3 秒以上选择 300~500μm PVA,2~3 秒选择 500~700μm PVA,2 秒以内不建议使用 PVA 栓塞,因过大 PVA 颗粒难以经微导管注射。

六、注意事项

1. 术中动态监测患儿生命体征。由于患儿一般年龄较小,术中应实时动态监测患儿生命体征的变化。

2. 小婴儿插管困难。多次反复插管不成功容易造成血管痉挛,因此需要有经验的医生操作并注意动作轻柔。

3. 术后密切监测患儿呼吸、血压、脉搏、穿刺点有无血肿、足背动脉搏动等体征变化。

4. 介入术中使用 PLE 灌注瘤体破坏血管瘤组织毛细血管内皮细胞,堵闭局部供血动脉,起到治疗的作用,但术后可因仍存在过度灌注而使 PLE 被排出瘤体,而且静脉端扩张的静脉窦易因虹吸作用导致血管瘤复发,但若过度栓塞,则容易造成瘤体坏死。但若使用介入手术联合口服普萘洛尔治疗巨大血管瘤,可以免除介入术中考虑是否需要过度栓塞的情况,加强并维持疗效,减少单一治疗所可能发生副作用的概率。

七、疗效评价

疗效评价标准如下:

1. **治愈**　瘤体完全消失,外形好,体位试验阴性,随访半年以上无复发;

2. **显效**　瘤体缩小 80%,但未完全消失,体位试验可阴性或阳性,但时间延长;

3. **有效**　瘤体缩小 50%;

4. **无效**　瘤体缩小<50%,或继续增大。

八、常见并发症及防治

1. TASE 术后可出现不同程度发热,体温一般 ≤38.5℃,发热出现时间为术后 48 小时以内,持续 1~3 天,与栓塞后瘤体坏死有关,经退热治疗后体温恢复正常。

2. 轻至中度腹泻,与平阳霉素副作用有关,给予常规止泻药处理可缓解。

3. 瘤区皮肤坏死。婴幼儿巨大血管瘤的治疗关系到日后患者的容貌,应力求完美,避免术后严重坏死导致明显瘢痕。术后严重坏死的预防主要有以下方面。

(1)TASE 术栓塞程度的控制:巨大血管瘤一般血供丰富(如颌面部),应仔细分析血管造影表现,注药时密切观察药物在瘤内沉积情况,不要一味追求"栓塞完美"导致瘤体坏死。比如,瘤体主要呈外生性生长,位于皮下相对较浅表部位,且瘤体供血动脉与正常皮肤供血动脉广泛交通,应酌情减少平阳霉素与碘油乳化剂的用量,适当增加 PVA 用量即可。

(2)行局部硬化注射时,对于穿刺有回血,交通支发达的血管瘤,往往不易坏死;而穿刺回血较少,交通支不发达的血管瘤,则需特别注意,因药液不能均匀分布,聚积在一处,又不易被吸收,是导致瘤体坏死的重要因素。注射时应多点放射状注射,使药液较均匀分布于瘤体范围内,避免因平阳霉素在一处聚积过多而致瘤体局部并发坏死性溃疡。

(3)术后细心观察和及时处理非常重要。瘤体出现坏死前兆往往表现为瘤体肿胀明显,瘤周皮肤呈花斑样缺血改变,早期应该积极给予丹参、低分子右旋糖酐改善微循环,可有效改善组织进一步缺血坏死,为临床进一步治疗赢得宝贵时间。

(4)嘱按时随访,若出现溃烂应及时复诊,要求家属不要自行处理,赶紧入院给予抗炎及换药等对症处理,创面多可快速结痂,减少预后瘢痕形成的可能。

九、结语

随着介入器材与技术的改变与发展,介入栓塞在血管瘤微创治疗中已成为首选。但介入栓塞治疗同时可引起一些并发症,如颌面部瘤区皮肤的坏死会影响患儿日后的容貌,虽然发生概率低,但必须引起我们的高度重视。

第七节　激光治疗

脉冲染料激光(pulse dye laser,PDL)是治疗血管性病灶的规范激光,主要用于浅表血管瘤,1989 年 Glassberg 等首次报道了使用 PDL 治疗大面积浅表血管瘤。而后脉冲染料激光治疗婴幼儿血管瘤的应用遂逐渐展开。根据 Anderson 和 Parrish 提出的选择性光热作用原理,PDL 治疗婴幼儿血管瘤的主要原理为治疗波长接近氧合血红蛋白的吸收峰(峰值为 418nm、542nm、577nm、1 064nm),能特异性热破坏非正常扩张的血管、破坏血管内皮细胞达到治疗作用,而不损伤邻近的皮肤组织,对于毛细血管内皮细胞的凋亡可能也是重要原因之一(图 3-7-1、表 3-7-1)。目前可见到的不良反应为色素沉着、浅表性瘢痕等。

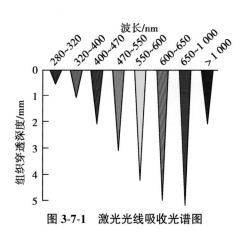

图 3-7-1　激光光线吸收光谱图

表 3-7-1　脉冲式激光主要适应证

闪光灯泵浦脉冲染料激光（flash lamp pumped pulsed dye laser，FLPD 激光）

　　婴幼儿血管瘤前驱期的平坦型病变

　　婴幼儿血管瘤初始早期的平坦型病变

　　婴幼儿血管瘤消退期的平坦型毛细血管残余

倍频掺钕钇铝石榴石激光（frequency-doubled Nd，YAG laser，KTP 激光）

　　婴幼儿血管瘤前驱期的毛细血管扩张

　　婴幼儿血管瘤初始早期的点状病变（如眼睑）

　　婴幼儿血管瘤消退期的残余毛细血管扩张

脉冲 Nd：YAG 激光（pulsed Nd：YAG laser）

　　危险区域内增殖期婴幼儿血管瘤的点状病变（如眼睑、耳软骨、鼻小柱、牙龈）

　　婴幼儿血管瘤消退型的结节状残余病变

　　临床上采取各种波长：倍频 532nm、588nm、595nm、1 064nm 等，其各有利弊。倍频 532nm、588nm、595nm 激光由于波长短，穿透力达皮下 3~5mm，穿透深度不够，若治疗病灶较深则效果欠佳，并由于表皮热量吸收较多易形成紫癜。1 064nm 激光穿透力可达皮下 6~8mm，满足深部病灶治疗的需要，但 1 064nm 激光能量偏大，能量控制较困难，易形成瘢痕。目前有部分激光机已有双波长应用技术，结合 585nm、1 064nm 或 595nm、1 064nm。其首先发射较短的波长，使氧合血红蛋白转化成高铁血红蛋白或凝血块，使得后发射 1 064nm Nd：YAG 激光的吸收增加 3~5 倍，可产生累计效应破坏靶组织。如此，可使用较低的 Nd：YAG 能量达到更好治疗效果，同时减少不良反应的发生（图 3-7-2）。

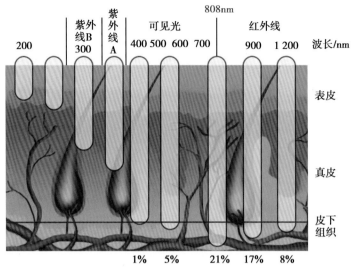

图 3-7-2　不同波长激光对组织的穿透深度

多数皮肤热弛豫为 1~10ms。随着冷却技术的进步,目前使用冷却系统的 PDL 在治疗上疗效和并发症的控制优于传统使用其他冷却技术的 PDL,2006 年 Kono 等对比了带有皮肤冷却系统的长脉冲染料激光(long-pulsed dye laser,LPDL)和传统 PDL 在早期干预婴幼儿血管瘤中的效果。其参数分别为:传统 PDL 组,585nm PDL,脉宽 0.45ms,光斑直径 7mm,能量密度 5.5~7.0J/cm^2;LPDL 组,595nm LPDL(model Vbeam,Candela),脉宽 10~20ms,光斑直径 7mm,能量密度 9.0~15.0J/cm^2,喷雾/延迟时间 40ms/20ms。其提示带有皮肤冷却系统的 595nm LPDL 疗效优于传统 585nm PDL;早期应用(<3 月龄)595nm LPDL 对浅表型婴幼儿血管瘤进行干预治疗可加速瘤体萎缩,使病灶提前进入消退期,并获得更好的美容效果,有利于患儿健康成长。

部分瘤体在消退后,皮肤可残留毛细血管扩张,即红血丝改变,在一定程度上影响患儿的外观。1995 年,Scheepers 等应用 PDL 治疗 7 例婴幼儿血管瘤消退后毛细血管扩张病灶,使用 595nm PDL,脉宽 1.5ms,光斑直径 7~10mm,能量密度 6.0~7.5J/cm^2。平均治疗 3~4 次,其中 6 例毛细血管扩张病灶完全消除,仅 1 例并发永久瘢痕改变,认为 PDL 在治疗毛细血管扩张方面具有重要应用价值。2012 年,Brightman 等报道了 2 例应用 PDL 治疗婴幼儿血管瘤消退后毛细血管扩张病例。其中 1 例为 15.0cm × 18.0cm 的大面积毛细血管扩张。经 5 年治疗，结果表明 PDL 对毛细血管扩张有良好的效果。

目前在治疗参数、次数、治疗时间间隔及停止治疗时间点等方面仍然无统一的共识。但其安全性、高效率、远期美容效果的优点在婴幼儿血管瘤的治疗上有无法取代的地位。

激光的平均穿透深度有限，若血管瘤瘤体较厚，激光难以穿透深部病灶，不建议进行激光治疗。操作时应注意以病灶恰有变色而无明显苍白为限。将激光的热效应降至最小，以减少术后瘢痕的发生（表 3-7-2、图 3-7-3）。

表 3-7-2 各种激光波长、治疗次数、对皮肤损伤程度、副作用及治疗效果比较

技术	IPL	红宝石激光	长脉宽翠绿宝石激光	Nd：YAG 激光	半导体激光
波长	550~1 200nm	694nm	755nm	1 064nm	808nm
治疗次数	3~10 次	3~5 次	3~5 次	3~5 次	3~5 次
皮肤损伤度	皮肤创伤概率低	皮肤创伤概率高	皮肤创伤概率高	皮肤创伤概率，所需能量是半导体的2~3 倍	皮肤创伤概率极低
副作用	副作用低	副作用明显，容易色素沉着、水肿	易出现副作用，表皮(17%)，皮囊炎(13%)，色素沉着	副作用低，仅少量患者出现皮肤微红现象	副作用低，仅少量患者出现皮肤微红现象
脱毛效果	需要多次疗程才能达到脱毛效果，其脱毛效果略逊于激光	仅作用浅显的毛囊，脱毛效果不明显	脱毛效果好	能量不足，无法深入毛囊，脱毛效果一般	脱毛效果显著

周国瑜等建议治疗血管瘤时采用① Nd：YAG 激光小剂量凝固法：采用连续式 Nd：YAG 激光。激光光纤末端与病灶保持 0.1cm 距离，激光功率为 5~8W，光斑直径为 1.0cm 左右。照射时间为 0.5 秒间断脉冲，保持病灶即刻略变色为宜。② PDL：采用 PDL 595nm 波长。能量 6.5~7.2J/cm^2 依次扫描照射病灶，以恰有紫癜为宜。

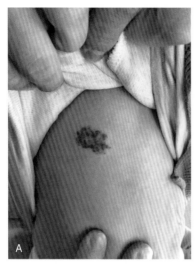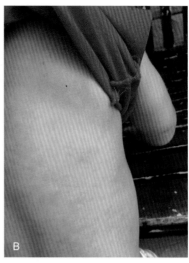

图 3-7-3 胸背血管瘤 PDL 治疗
A. 血管瘤 PDL 治疗前,胸背血管瘤呈现红色;
B. 血管瘤 PDL 治疗后,原有瘤体颜色消退。

第八节 婴幼儿血管瘤综合治疗模式与理念

随着医学的进步、经济的快速发展,人们对于疾病的了解可从多方面取得,也越来越注重早期就诊,婴幼儿血管瘤亦是如此。相较于以往就诊时可见到明显巨大的瘤体,如今门诊所见婴幼儿血管瘤多数为初发现不久或较小的病灶。另外,患儿家属对于瘤体消退后美观的要求也日益增多,使得越来越多的临床医师开始改变以往的治疗观点,从以往的消极等待,到如今的早期干预。

尽管多数的治疗方法皆有疗效,但现阶段尚无较客观、国际化、统一的方法来评估疗效,且治疗上单一科室往往局限于少数几种治疗方法。以往对于婴幼儿血管瘤的治疗多以消极等待为主,常常可见到患儿初次就诊时瘤体较小而平坦,便予以观察治疗,但部分病例可能短时间内快速生长,待到再次就诊时,可见明显增大的瘤体,甚至因瘤体的快速生长使得病灶中央出现破溃的情况。对于少数病例发展迅速,可出现感染、溃疡、坏死、出血,继发畸形、功能障碍等,甚至影响患儿生命的情况,使得患儿病情复杂化。所留下的瘢痕及容貌损毁将影响患儿心理发育甚至困扰终身。

心理学研究表示,3 岁左右为心智发育重要年龄,此时的孩童已具有初步的审美观念,已可分辨外界对于自我的评价是赞扬或贬低,而未消退完全的颌面部血管瘤使得孩童需额外承受外界给予的评价,无论有心或无意,都会在儿童的心中留下既定的印象,进而影响往后人格发育的完善。

尽管多数婴幼儿血管瘤有自行消退的特点,但目前所有的科学方法尚未能对血管瘤瘤体生长作出预测,亦无客观指标判断瘤体最终消退的程度,故治疗上并无明确的治疗终点及疗效评估。另一方面,临床医师对于诊断婴幼儿血管瘤的准确性不尽相同,回顾近 20 年国内外关于血管瘤的相关文献中不难见到大样本的数据统计,根据部分文献对于病例筛选标准及提供图片,笔者发现部分病例并非婴幼儿血管瘤(多数为静脉畸形、部分为微静脉畸形、先天性难消退型血管瘤、少数为复杂的血管畸形),因血管畸形在治疗难度上本就比血管瘤高,间接影响文献病例统计中治疗有效率、复发率等数据。因此,在选择治疗方法前,正确的诊断婴幼儿血管瘤更为重要。

目前临床上治疗婴幼儿血管瘤多数遵循下列几项原则:

1. 早期控制瘤体生长。

2. 加速瘤体消退。

3. 治疗破溃病灶。

4. 减少并发症的发生。

5. 完善外表的美观。

婴幼儿血管瘤自其出现、增长、稳定到逐渐消退,为一个从"无"到"有",再从"有"到"无"的表现。临床上治疗如何把握其"度"为现今治疗婴幼儿血管瘤的重点。笔者认为,其"度"应指的是在以消退为前提下选择治疗方法,而治疗方法应以能快速控制瘤体生长、加速瘤体消退、副作用较小且不留瘢痕为目的,希望做到治疗结束后能尽量不遗留治疗痕迹。《论语·先进篇》有"子曰:过犹不及"的说法,其解释为事情做过头与做得不够是一样,都是不好的,恰如其分则尤为佳,婴幼儿血管瘤的治疗亦是如此。

无论何种治疗方法,其皆有优缺点及其适应的情况,正所谓"尺有所短,寸有所长",若只用同一种方法治疗婴幼儿血管瘤,在必须维持疗效的情况下,其治疗的副作用发生率就会相对增加;但如果根据不同的情况,采取个体化、联合治疗方式,不仅可以分散降低单一治疗所带来的副作用发生率,更能

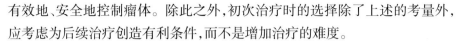

有效地、安全地控制瘤体。除此之外,初次治疗时的选择除了上述的考量外,应考虑为后续治疗创造有利条件,而不是增加治疗的难度。

随着医学对于血管瘤研究的加深,血管瘤的分类也有不同解读,2014 年在澳大利亚墨尔本召开的第 20 届 ISSVA 大会上,提出 ISSVA 分类的全面修订草案,并于 2015 年发表,在原分类基础上做了不同程度的细化,不仅完善了血管性肿瘤及血管畸形在分类的框架,对于临床治疗的指导也有重要意义。

回顾近几年文献报道不难看出,临床医师对于婴幼儿血管瘤治疗观点有不同的理解与体会,郑家伟等的文章谈论到,关于婴幼儿血管瘤治疗理念与方法转变主要表现在,从原来的等待观察到现在的积极干预,强调循序渐进到个体化治疗。1989 年 Sloan 等报道用 20mg 曲安奈德和 3mg 倍他米松瘤体内注射,对婴幼儿血管瘤治疗是安全有效的;2003 年 O'Keefe 等报道每次泼尼松 20mg 和 4mg 地塞米松混合注射,每 4 周 1 次的频率是安全有效的;其他还有口服皮质激素和 SPTL 激光治疗、平阳霉素和 Nd∶YAG 激光治疗、SPTL 激光和曲安奈德局部注射治疗血管瘤等,也取得不同程度的疗效。2009 年何小兵等对平阳霉素联合地塞米松局部注射治疗婴幼儿血管瘤的方法做了临床观察,将平阳霉素 8mg + 地塞米松 2mg + 生理盐水 4ml + 2% 利多卡因 1ml 稀释备用,根据患儿的年龄、血管瘤的大小、部位决定用药剂量,每隔 2~3 周注射 1 次,每次剂量不超过 6mg,总剂量不超过 30mg;结果 862 例血管瘤患者行局部注射治疗,并随访 1~5 年,治愈率为 87.5%,总有效率为 92.4%。2014 年谭小云等在一篇回顾性分析中报道,他们使用经导管动脉硬化栓塞术联合长春新碱治疗 17 例激素抵抗型婴幼儿 Kasabach-Merritt 综合征(KMS)皆取得良好疗效,而 17 例患儿均无骨髓抑制、神经毒性及心、脑、肺严重并发症,表示经导管动脉硬化栓塞术联合长春新碱治疗婴幼儿 KMS 是一种安全、有效的实用方法,值得在临床推广应用。2014 年周少毅等在 KMS 治疗研究新进展等论文中亦提到介入治疗联合药物治疗的重要性。不难看出,越来越多临床医师更愿意尝试联合两种或两种以上的治疗方法。但无论是何种选择搭配,都需了解该方法的优缺点,是否适用于当下治疗的患儿以及治疗后所带来的优点是否多过缺点。

婴幼儿血管瘤在治疗上建议做到个体化的治疗,但不同的医师对于疾病的认知、理解、所采用的治疗,会根据其所在的地区、医疗条件、经济能力等不同而有所差异。同理,家长们对医师所采取的治疗方案接受度也差距颇大,如何在医患关系与疗效间取得平衡点,是临床医师在面对血管瘤患儿家属的难题。纵观近几年婴幼儿血管瘤治疗模式的改变,正在朝临床路径治疗模式发展。

临床路径(clinical pathway)是指针对某一疾病建立一套标准化治疗模式与治疗程序,是一个有关临床治疗的综合模式,以循证医学证据和指南为指导来促进治疗组织和疾病管理的方法,最终起到规范医疗行为,减少变异,降低成本,提高质量的作用。相对于指南来说,其内容更简洁、易读,适用于多学科多部门具体操作,是针对特定疾病的诊疗流程、注重治疗过程中各专科间的协同性、注重治疗的结果、注重时间性。

20世纪60年代美国人均医疗费用为每年80美元,到了20世纪80年代末,人均医疗费用上涨到每年1 710美元,增加了20倍。美国政府为了遏制医疗费用的不断上涨,提高卫生资源的利用率,1983年10月1日以法律形式确定了"诊断相关分类为付款基础的定额预付款制(DRGs-PPS)",用于老年医疗保险(medicare)和贫困医疗补助(medicaid)方案的住院医疗费的支付,即同一种诊断相关分类(DRGs)患者均按同样的标准付费,与医院实际的服务成本无关。这样,医院只有在所提供服务花费的成本低于DRGs-PPS的标准时,医院才能盈利。在这样的背景下,1985年美国马萨诸塞州波士顿新英格兰医疗中心(The New England Medical Center,NEMC)的护士Karen Zander第一个运用了临床路径,这种方法被证实既可缩短住院天数、节约护理费用,又可以达到预期的治疗效果。新英格兰医学中心是公认的美国最早采用临床路径概念和在临床上应用的医院。此后,该模式受到了美国医学界的重视,许多机构纷纷效仿并不断发展,逐渐成为既能贯彻质量保证法以及持续质量改进法(CQI),又能节约资源的治疗标准化模式,较为普遍地被称为临床路径。临床路径通过设立并制订针对某个可预测治疗结果患者群体或某项临床症状的特殊的文件、教育方案、患者调查、焦点问题探讨、独立观察、标准化规范等,规范医疗行为,提高医疗执行效率,降低成本,提高质量。

治疗方案的改变是根据多年医学研究及众多临床医师经验的累积而来,选择治疗方案的同时,更要考虑方案实施的可能性及预后。临床路径是相对于传统路径而实施的,传统路径即是每位医师的个人路径,不同地区、不同医院,不同的治疗组或者不同医师个人针对某一疾病可能采用的不同治疗方案。采用临床路径后,可以避免传统路径使同一疾病在不同地区、不同医院,不同的治疗组或者不同医师个人间出现不同的治疗方案,避免了其随意性,提高准确性、预后等的可评估性。

在此,笔者根据近几年的临床经验及治疗体会,提出结合 8 种治疗方法制定的 11 项多学科联合治疗模式作出门诊婴幼儿血管瘤临床路径(图 3-8-1A、B)以供参考,并列举相关病例(图 3-8-2~ 图 3-8-12)。

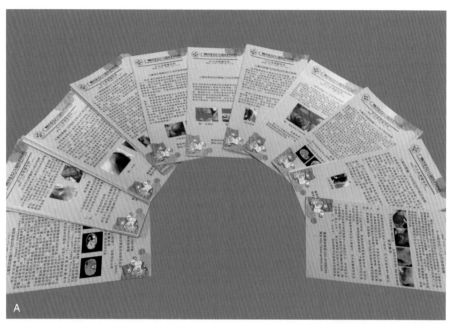

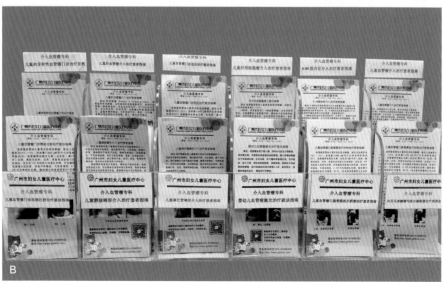

图 3-8-1 婴幼儿血管瘤门诊临床路径

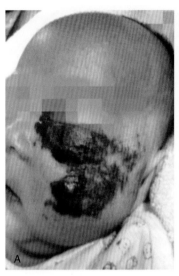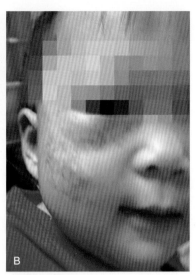

图 3-8-2　右颌面部血管瘤

A.男性患儿,2月龄,右颌面部见大范围红色质软肿物,高出皮面,累及右眼眶周,睁眼困难,双眼结膜、眼球活动无异常;B.口服普萘洛尔9个月后,减量停药并联合外涂噻吗洛尔滴眼液2个月后,可见瘤体明显缩小,颜色变浅,右眼可睁眼

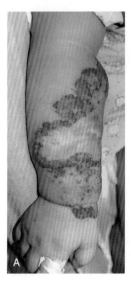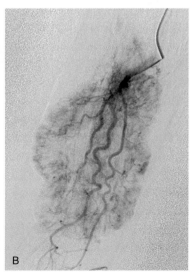

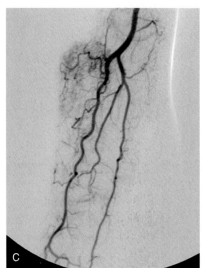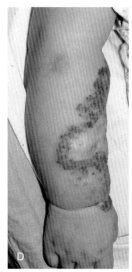

图 3-8-3 右前臂血管瘤

A. 女性患儿,6 月龄,生后即出现右前臂红点,进行性增大,累及前臂大部,皮肤温度明显增高。曾自发破溃、感染,就诊时见愈合后瘢痕。B. 右肱动脉造影示右前臂动脉增粗,瘤区肿瘤血管分支增多、增粗、紊乱,明显肿瘤染色,使用博来霉素 + 碘化油灌注后,行供血动脉分支 PVA 栓塞。C. 术后 1 个月肱动脉造影,显示肿瘤血管大部分消失,染色不明显。D. 术后 1 个月复查,瘤体明显变小,皮肤颜色变淡,皮肤温度正常

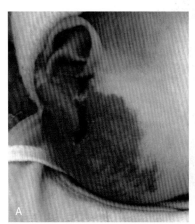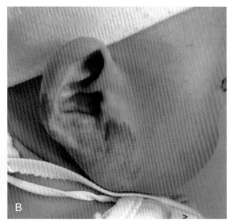

图 3-8-4 右腮部血管瘤并破溃

A. 女性患儿,3 月龄,患儿出生后不久,右腮部出现红色质软肿物,增大迅速,右耳垂下方瘤体处见破溃,无化脓、出血,皮温增高;B. 右腮部血管瘤 TASE 术 + 口服普萘洛尔药物治疗 5 个月后复查,见瘤体较前缩小明显,破溃处愈合

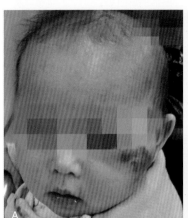
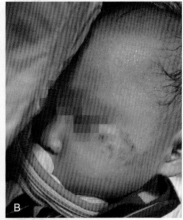
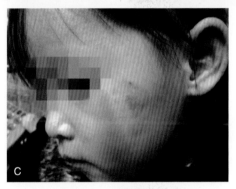

图 3-8-5 左面部血管瘤

A. 女性患儿, 8 月龄, 见左面部肿物, 质软, 表面局部红斑; B. 左面部血管瘤 TASE 术后 9 个月复查, 瘤体基本消退, 表面仍见红斑, 予脉冲染料激光治疗; C. 左面部血管瘤 TASE 术 + 激光治疗后 2 年余复查, 瘤体完全消退

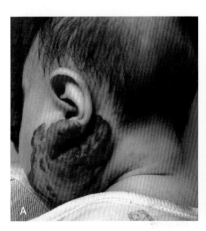
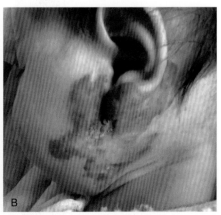

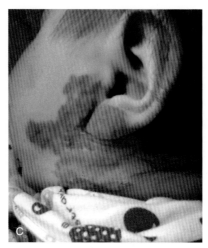

图 3-8-6 左腮部血管瘤

A. 女性患儿,5 月龄,出生后不久左腮部出现红色肿物,增大迅速,瘤体皱褶处见破损,无化脓、出血,皮温增高,无压痛;B. 左腮部血管瘤 TASE 术 + 口服普萘洛尔药物治疗 2 个月后复查,瘤体较前缩小,颜色变浅,破溃处愈合;C. 左腮部血管瘤 TASE 术 + 口服普萘洛尔药物治疗 4 个月后复查,瘤体较前进一步缩小、平坦

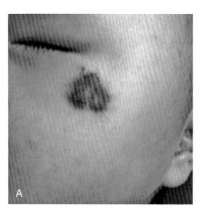
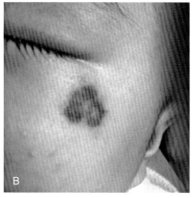

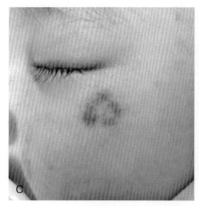
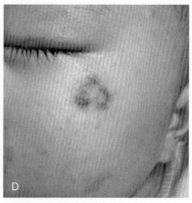

图 3-8-7　左面部血管瘤局部硬化注射治疗

第 1 次（A）、第 2 次（B）、第 3 次（C）硬化注射后及随后予外涂马来酸噻吗洛尔滴
眼液 1 个月后复查（D），见病灶处瘤体较前缩小、平坦、颜色变浅，皮温降低

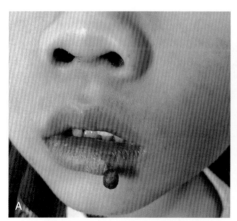
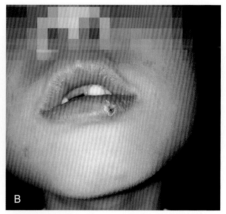

图 3-8-8　下唇肉芽肿性血管瘤

A. 下唇肉芽肿性血管瘤门诊局部硬化注射治疗前，下唇可见绿豆大小暗红色肿物，
呈蒂状，易出血；B. 4 次局部硬化注射治疗后，见瘤体已脱落

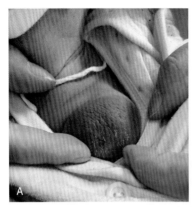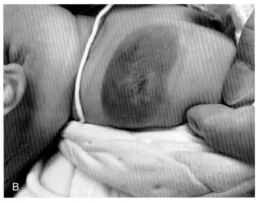

图 3-8-9　右肩部快速消退型先天性血管瘤

A. 右肩部快速消退型先天性血管瘤,患儿出生后右肩部即见一红褐色瘤体,境界清楚,无压痛,皮温增高;B. 治疗方式选择观察,1 个月后复查,瘤体无继续增大,较前平坦,瘤体中央颜色有所变浅

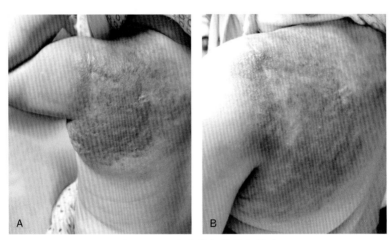

图 3-8-10　右肩背部丛状血管瘤

A. 右肩背部丛状血管瘤,右肩背部暗红色肿物,易出汗,境界欠清,病灶表面可触及条索状、结节状肿物,质稍韧,皮温增高,无压痛,无破溃;B. TASE 术 + 口服醋酸泼尼松 20 天后复查,见病灶颜色较前变浅,皮温降低不明显

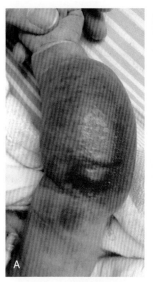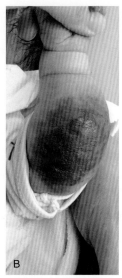

图 3-8-11 左前臂 KMS

A. 男性患儿,1 月龄余,患儿出生后左前臂即见红色肿物,境界欠清,皮温增高,瘤体较饱满,周围可见散在瘀点瘀斑,血常规(血小板 7×10^9/L); B. TASE 术后 3 天(复查血小板 218×10^9/L),瘤体较前缩小、颜色变暗,部分病灶颜色加深,无破溃

值得深思的是,即使婴幼儿血管瘤的治疗方法不断推陈出新,临床医师在面对患儿及家属时,最重要的问题仍然是能否选择合适的方法来治疗。

在众多的治疗方式中,临床医师在选择前,应了解绝大部分的婴幼儿血管瘤可在 1 岁后停止增大,并逐渐开始缓慢消退,虽然消退期需 3 至 5 年,甚至更长的时间,但婴幼儿血管瘤的自然消退率可达 90% 以上,并非每一位患儿均需要接受临床治疗。对于生长期瘤体面积较小、平坦、生长速度缓慢的病例可先采取保守治疗,定期复查,观察瘤体生长的变化,必要时再开始治疗。再者,与家长有效的沟通亦相当重要,因家长往往在不同的治疗方式中犹豫不决,或不断尝试,使得部分患儿出现"过度治疗"的情况,应尽量避免。可做适当的宣传,让家属对病情更了解,进一步配合治疗。

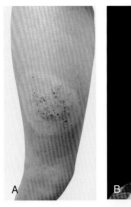
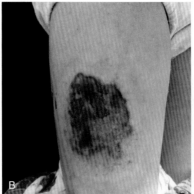
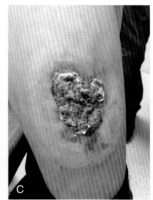
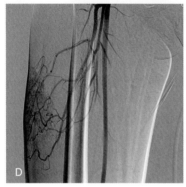
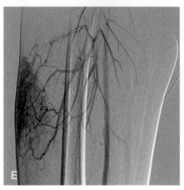

图 3-8-12　右大腿难消退型先天性血管瘤

A. 女性患儿,8 岁 2 个月,患儿出生后右大腿即见类圆青紫色肿物,境界清楚,皮温增高,无压痛,未及搏动感。治疗予经导管动脉硬化栓塞术。B. 术后 1 个月复查,见瘤体较前平坦,表面见结痂面。C. 术后 4 个月复查,结痂面局部脱落,见淡红色愈合面。D、E. 经导管动脉硬化栓塞术中 DSA 造影,动脉造影示股深动脉分支供血,供血动脉增粗,瘤区肿瘤血管分支增多、增粗、紊乱,明显肿瘤染色。行供血动脉分支无水乙醇 +PVA 栓塞

（林雀卿　郭轶群　谭小云　姜　华）

参 考 文 献

1. 黄海金, 何晓东, 刘海金. 应慎用的方法: 婴幼儿型血管瘤的同位素敷贴治疗. 中国小儿血液与肿瘤杂志, 2015, 20 (6): 286-288.

2. Naddy N, Mousannif A, Paoletti C, et al. Radiotherapy as a risk factor for malignant mela-noma after childhood skin hemangioma. Melanoma Res, 2012, 22: 77-85.

3. 中华医学会整形外科分会血管瘤和脉管畸形学组. 血管瘤和脉管畸形诊断和治疗指南 (2016 版). 组织工程与重建外科杂志, 2016, 12 (2): 63-97.

4. Léauté-Labrèze C, Dumas de la Roque E, Hubiche T, et al. Propranolol for severe heman-giomas of infancy. The new England journal of medicine, 2008, 358 (24): 2649-2651.

5. Itinteang T, Brasch HD, tan ST, et al. Expression of components of the renin-angiotensin system in proliferating infantile laemangioma my account for propranolol-induced acceler-ated involution. Plast Reconstr Aesthet Surg, 2011, 64 (6): 759-765.

6. Drolet BA, Frommelt PC, Chamlin SL, et al. Initation and use of propranolol for infantile hemangioma: report of a consensus conference. Pediatrics, 2013, 131 (1): 128-140.

7. Storeh CH, Hoeger PH. Propranolol for infantile haemangiomas: insights into the molecular mechanisms of action. Br Jermatol, 2010, 163 (2): 269-274.

8. 周少毅, 张靖. Kasabach-Merritt 综合征治疗研究新进展. 中华小儿外科杂志, 2012, 33 (12): 948-950.

9. 张靖, 周少毅, 陈昆山, 等. 经导管动脉硬化栓塞联合注射硬化治疗婴儿颌面部巨大高流量血管瘤. 介入放射学杂志, 2011, 20 (11): 848-852.

10. Khunger N, Pahwa M. Dramatic response to topical timolol lotion of a large hemifacial infantile haemangioma associated with PHACE syndrome. Br J Dermatol, 2011, 164 (4): 886-888.

11. Guo S, NI N. Topical treatment for capillary hemangioma of the eyelid using B-blocker solution. Arch Ophthalmol, 2010, 128 (2): 255-256.

12. Bras S, Mendes-Bastos P, Amaro C. Rapidly involuting congenital hemangioma. An Bras Dermatol, 2017, 92 (6): 861-863.

13. Darrow DH, Greene AK, Mancini AJ, et al. Diagnosis and Management of Infantile Hemangioma: Executive Summary. Pediatrics, 2015, 136 (4): 786-791.

14. Yang W, Xu H, Zeng S, et al. Clinicopathologic features and differential diagnoses of non-involuting congenital hemangioma in children. Zhonghua Bing Li Xue Za Zhi, 2015, 44 (7): 495-498.

第四章

其他类型血管瘤的诊断与治疗

第一节 **肝血管瘤（婴幼儿型及先天型）**

一、概述

肝血管瘤（hepatic hemangioma，HH）是肝脏最常见的血管良性病变，但是概念一直不明确。目前国内大部分文献及教科书主要指成人肝血管瘤，而发生在小儿的肝血管瘤称为婴幼儿肝血管内皮瘤，小儿肝血管瘤。这些名称所指疾病病理基础不同，诊断及治疗也有区别，本章重点阐述最新国际上对于肝血管瘤的概念定义，诊断及治疗选择。

在过去的三十年中，特别是在皮肤病学和整形外科领域所指"血管瘤"一词实际上包括两种不同类型的血管异常：血管肿瘤与脉管畸形。ISSVA 提出的分类概念，并已被广泛接受。该分类清楚地解释了为什么某些血管瘤对激素、心得安等药物治疗敏感，有些却不敏感。因此，以前被称为血管瘤的肝内血管病变，有些应该被识别为血管畸形。对于浅表病变，可以对血管病变进行组织病理学评估，风险较小，但深部器官中的血管病变很难正确诊断，可能还需要进行影像学评估，但仍存在许多未解决的问题。尽管如此，ISSVA 分类的概念无疑为血管病变诊所开辟了一个新时代。所以，我们可以认为，所有目前分类中的血管瘤及血管畸形都可以发生在肝组织上，而发生在肝组织上的血管性病变不是都能被称为肝血管瘤。

2019 年肝血管瘤诊断和治疗多学科专家共识（国际肝胆胰协会中国分会肝血管瘤专业委员会）对成人肝血管瘤根据肿瘤含纤维组织多少分类，可分为硬化性血管瘤、血管内皮细胞瘤、毛细血管瘤和海绵状血管瘤等亚型，其中以海绵状血管瘤最多见。一项纳入 5 143 例的全国多中心研究结果表明：海绵状血管瘤占 96%。1997 年，Yakes 依据 Mulliken 等对血管瘤和血管畸形具有里程碑意义的新分类法及对血管畸形的研究明确指出，成人肝血管瘤是未分化的毛细血管网胚胎阶段发育障碍引起的静脉畸形。2004 年，欧阳墉等复习肝脏血管胚胎发生学和组织学，进一步指出肝海绵状血管瘤是胚胎发育中形成的团块状静脉畸形。根据这样的概念，成人肝血管瘤实际上应该称为肝静脉畸形。肝动静脉畸形、肝遗传性出血性毛细血管扩张症及肝门静脉瘤都不应该称为肝血管瘤。

婴幼儿肝血管内皮瘤的概念是一种组织学诊断。经典的肝血管内皮瘤，Ⅰ型代表良性血管瘤（婴幼儿型或先天型），Ⅱ型最近被认为是一种低度血管肉瘤而不是良性肿瘤。肝血管瘤是良性血管瘤。因此，建议在缺乏组织学评价的情况下，应避免使用术语"血管内皮瘤"为肝血管瘤。过去十几年，相对公认的是 2007 年病理学家 Christison-Lagay 等的分类方法。该方法根据病变范围、临床风险及预后的不同将肝血管瘤分为 3 种亚型：局灶性病变、多发性病变、弥漫性病变。局灶性病变和多发性病变很少致命，而弥漫性病变的结局常常是肝移植甚至是死亡。2018 年美国儿科血液肿瘤学会（ASPHO）使用最新的国际血管异常研究学会分类来定义肝血管瘤的类型，并为诊断和监测制定指南，且提出肝血管瘤的诊断与解剖区域无关。同时，建议避免仅使用血管内膜内皮细胞瘤的组织学术语作为无需活检的肝血管病变的临床诊断。其根据临床过程、组织学和放射学特征严格定义了肝血管瘤的亚型，即婴幼儿肝血管瘤和先天肝血管瘤。因此，本章仅讨论严格定义的肝血管瘤，即婴幼儿肝血管瘤和先天肝血管瘤。

二、临床要点及诊断

（一）婴幼儿肝血管瘤

婴幼儿血管瘤（infantile hemangiomas，IH）是婴儿期最常见的良性肿瘤，病因、发病机制尚不明确。一般于出生后 7 天左右出现，男女比例约 1∶3，新生儿总体发病率为 4.5%，而早产儿可达 14.3%。瘤体多于 1 岁以内快速增长，增生期结束后进入消退期，瘤体逐渐萎缩。可发生在任何部位，内脏中以肝脏最多见。婴幼儿肝血管瘤是最常见的小儿肝脏良性肿瘤，占小儿肝脏肿瘤的 12%。婴幼儿肝血管瘤与皮肤血管瘤相同，基本具有相同的生长和退化模式。病理上 IH 是一种良性肿瘤，是毛细血管内皮的过度增生，由内皮细胞、支持周细胞、骨髓细胞及其他细胞如成纤维细胞和肥大细胞组成，具特异性标志物葡萄糖转运蛋白（glucose transporter-1，Glut-1）。而其他血管瘤血管畸形不分泌 Glut-1。因此病理学上诊断婴幼儿肝血管瘤最重要的指标之一就是表达 Glut-1。按病理学家 Christison-Lagay 的分类，多发性及弥漫性病变都表达 Glut-1，应该都是属于婴幼儿肝血管瘤，只是病灶侵犯肝脏组织的区域范围不同。

多发性婴幼儿肝血管瘤最为多见，大多数无临床症状，多合并皮肤血管瘤。因此当皮肤婴幼儿血管瘤大于 5 处以上时建议做肝脏超声，常常可发现。B 型超声检查表现为同等强度的球形、独立、分散低回声区，病灶间有正常肝组织。CT 检查表现为数个均一的低密度灶，同等程度的向心性强化。磁共振 T_1 加权像呈低信号，T_2 加权像为高信号，增强扫描表现为同等程度强化的球形病灶。多发性婴幼儿肝血管瘤消退方式和皮肤血管瘤相同，同时也表达 Glut-1。少数这类患者也有动静脉分流现象、甲状腺功能减低（甲减）等表现。这类患者需要定期检测心脏超声、甲状腺功能。在治疗方面，目前主要应用普萘洛尔，病灶大多可以消退；对于出现动静脉分流量巨大影响心脏功能的，需要介入栓塞治疗；出现甲状腺功能减低（甲减）等表现，需要口服甲状腺素治疗。总体预后较好。

对于弥漫性婴幼儿肝血管瘤的患儿，存在广泛的肝脏受累和几乎完全取代肝实质的无数病灶，死亡率较高。肿大的肝脏可压迫下腔静脉及胸腔引起呼吸困难，甚至腹腔间室综合征。病肝与多灶性病变相似，并且 Glut-1 染色呈阳性。弥漫性病变还可能由于过量生产Ⅲ碘甲状腺素脱碘酶而导致严重的甲状腺功能减退，并导致获得性甲状腺功能减退。因此，当怀疑有弥散性病变时，必须严格监测甲状腺激素水平。大量动静脉分流可导致高输出心力衰竭。因此，建议经常进行超声心动图检查和密切心脏病学随访直至病变完全消退。充血性心力衰竭是这些患者死亡的主要原因。少数患儿出现肝动脉门静脉分流导致门静脉高压，进一步出现消化道出血。弥漫性患者的病死率高于多灶性病灶。治疗方包括口服普萘洛尔治疗、甲状腺素替代治疗、介入栓塞治疗。手术基本无法切除，严重的患者考虑给予其剖腹减压术直至肝移植。

（二）先天性肝血管瘤

先天性肝血管瘤在胎儿时期发展，并在出生时完全形成长大，主要在常规超声的产前检查中发现。出生后一般不增大。按照 ISSVA 分类目前有三种先天性血管瘤，分别为快速消退型先天性血管瘤（rapidly involuting congenital hemangioma, RICH), 不消退型先天性血管瘤(non-involuting congenital hemangioma, NICH), 部分消退型先天性血管瘤(partially involuting congenital hemangioma, PICH), 均为出生时即有且已完全成熟, 不会经历快速增长期这一阶段。RICH 较为常见, 出生半年后慢慢消退, 有时会出现动静脉分流、高流量性的心力衰竭, 超声心动图表现为局灶性病变, 且都不表达 Glut-1, B 型超声检查表现为球形(或类球形)低回声区, 部分病例可见病灶周围高流量血管及分流。CT 检查表现为低密度、均一强化或向心性强化病变。磁共振表现为孤立、界清、球形的病变, T_1 加权像呈低信号, T_2 加权像为高信号。病灶内有出血、坏死、血栓时表现为混杂信号。大部分有不同程度的分流(肝动脉 - 肝静脉或门静脉 - 肝静脉)。临床上多数症状不明显, 有些患儿出现腹部肿胀贫血, 血小板减少, 血纤维蛋白原减少和高输出心力衰竭。围产期肿瘤内出血和血栓形成很常见, 可归因于从胎儿(脐带)到产后血流的突然转变。新生儿出生后可能立即出现严重的贫血, 血小板减少和轻度血纤维蛋白原血症。患儿需要定期监测血常规、肝肾功能、甲状腺功能、USG、心脏彩超。若病灶出现明显增大, 或出现高输出性心力衰竭, 可行介入栓塞治疗, 较少需要外科切除术。

三、治疗

治疗分为 4 类, 保守观察、药物治疗、介入治疗和手术治疗。

(一) 保守观察

没有症状且找不到心力衰竭或者明显血流动力学分流证据的, 应该保守观察, 需要定期监测血常规、肝肾功能、甲胎蛋白(AFP), 甲状腺功能、心脏彩超。具体监测项目见表 4-1-1。

表 4-1-1 先天性和婴儿性肝血管瘤的监测建议

	先天性肝血管瘤	婴幼儿肝血管瘤
可能并发症	高输出量心力衰竭 瘤内出血 血小板减少 低纤维蛋白原血症	高输出量心力衰竭 获得性消耗性甲状腺功能减退 肝衰竭 腹腔间室综合征 发育障碍

续表

	先天性肝血管瘤	婴幼儿肝血管瘤
监测措施	完成诊断时的血液计数和纤维蛋白原,如果血管瘤在监测期间增大应重复检查 诊断时的肝功能检查,然后根据需要判断 甲胎蛋白诊断,然后根据需要排除肝母细胞瘤 系统肝脏超声 诊断时的甲状腺功能测试(TSH和游离 T_4)(特别是在不清楚是先天性还是婴儿的) 如果患者有症状(在高心排血量)或有分流-非常高流量(大肝静脉),定期检查超声心动图	完成诊断时的血液计数,然后根据需要 诊断时的肝功能检查,然后根据需要判断 甲胎蛋白诊断,然后每月检测直到正常 系统肝脏超声 诊断时的甲状腺功能测试(TSH 和游离 T_4),然后在弥漫性疾病中每月重复至少 6 个月(大约增殖期结束) 考虑超声心动图,特别是有心衰迹象或超声显示分流或大量动静脉分流的情况下
监测时间	继续监测至少 1 年,直到肝脏超声显示大小和血管连续两次稳定	继续监测直到血管瘤消退完成

TSH:促甲状腺素

(二) 药物治疗

鉴于肝血管瘤的自限性,药物治疗是首选。对于先天性肝血管瘤,生后没有生长,不需要药物治疗。婴幼儿肝血管瘤的药物治疗包括激素、干扰素、长春新碱、普萘洛尔。激素过去是治疗婴幼儿肝血管瘤的一线治疗药物。2008 年,偶然发现了普萘洛尔治疗皮肤婴幼儿血管瘤的有效性,与其他疗法相比,彻底改变了血管瘤的治疗方法。目前文献显示,普萘洛尔对于治疗婴幼儿肝血管瘤有效性明确。尽管如此,2008 年后发表的许多研究仍表明干扰素-α(INF-α)和皮质类固醇激素可用于治疗肝血管瘤。据报道,接受 INF-α 治疗血管异常的儿童中有 2.5% 会发展为痉挛性截瘫。在普萘洛尔被确立为主要疗法之前,皮质类固醇被认为是多灶性或弥散性婴幼儿肝血管瘤的"一线"治疗药物。然而,失败率高达 20%~30%。此外,皮质类固醇可导致明显的副作用,包括生长迟缓、高血糖、高血压和免疫抑制。但必须指出的是,即使是普萘洛尔也有副作用,包括低血压、低血糖和心动过缓及支气管痉挛的加重,但其严重性远低于上述其他药物。一般认为,普萘洛尔治疗婴幼儿肝血管瘤起始剂量 1mg/(kg·d)较安全,连续 3 天无严重不良反应剂量可增加至最大剂量 2mg/(kg·d)，治疗时间为 4~6 个月。

（三）介入治疗

主要是经导管肝动脉栓塞治疗，适用于药物控制不佳、无法手术切除的有高流量分流，甚至继发心力衰竭的患儿。对于经血管造影检查明确诊断的有心力衰竭表现的患儿，大的分流可先行介入治疗，通过栓塞分流通道，明显减少动静脉分流、缓解心力衰竭症状，使血流动力学稳定，减小肿瘤体积，为药物治疗争取时间。

病例 1 女，1 月龄，生后发现心衰、肺动脉高压，超声及 CT 检查肝右叶巨大肝血管瘤，考虑先天性肝血管瘤并动静脉分流。术前肝动脉造影显示供血动脉明显增粗，引流静脉粗大并早显提示动静脉分流；术后栓塞粗大供血动脉后，动静脉分流消失。术前增强 CT 提示肿瘤巨大，肝静脉明显增粗；术后肿瘤明显缩小，肝静脉明显变细，故可以等患者 1 岁以后再行二次介入治疗，以消除瘤灶。影像学检查见图 4-1-1。

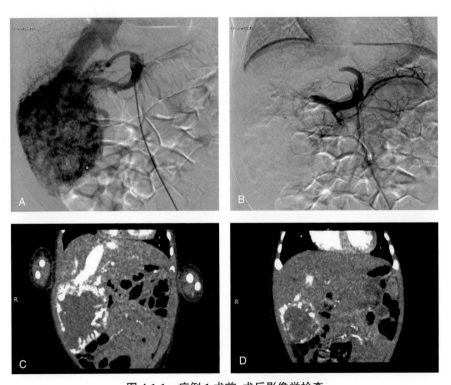

图 4-1-1　病例 1 术前、术后影像学检查
A：术前造影显示动静脉分流；B：术后造影显示动静脉分流消失；
C：术前增强 CT 显示巨大肿瘤；D：术后增强 CT 显示肿瘤缩小

　　病例2,17天,诊断为先天性血管瘤并动静脉分流、严重肺动脉高压,介入栓塞分两步进行。第一步消除分流,第二步消除瘤灶。术前增强CT动脉期三根肝静脉早显并明显增粗,提示动静脉分流,同时肝脏巨大肿物,动脉血供丰富(图4-1-2A)。在第1次栓塞术中肝总动脉及肝固有动脉明显增粗,瘤灶明显,静脉早显提示动静脉分流。行明胶海绵颗粒栓塞后动脉远端可见多个充盈缺损,动静脉分流消失。第1次栓塞术后1个月肝静脉明显变细,提示动静脉分流明显减少,瘤灶明显缩小(图4-1-2G)。栓塞术后1个月行第2次栓塞,术中动脉期未见静脉显影,提示动静脉分流消失,但可见瘤灶有少量染色。第2次用微球(300~500μm)栓塞,术后瘤灶染色消失。第2次栓塞的术后1年复查,肝静脉增粗消失,肿瘤完全消退,可见高密度钙化灶(图4-1-2K)。影像学检查见图4-1-2。

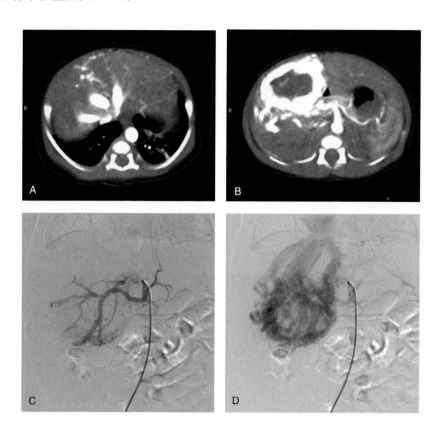

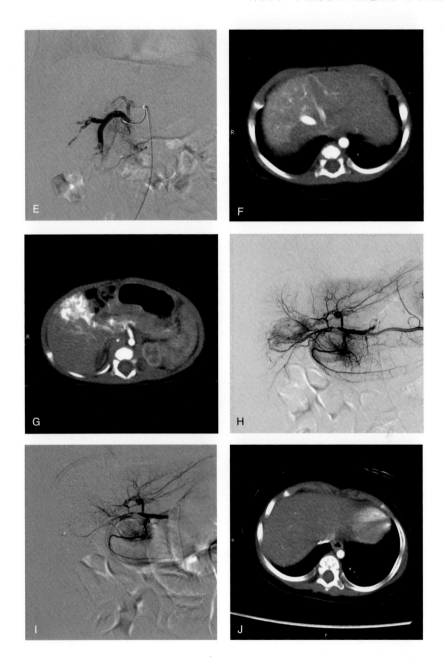

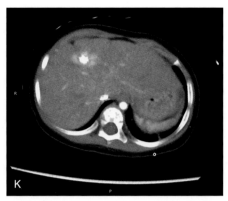

图 4-1-2 病例 2 术前、术后影像学检查

A. 术前增强 CT 检查显示动静脉分流；B. 肝脏巨大肿物；C. 患者第 1 次栓塞，术中肝总动脉及肝固有动脉明显增粗；D. 肿物染色明显，静脉早显；E. 栓塞后动脉远端可见多个充盈缺损，动静脉分流消失；F. 第 1 次栓塞术后 1 个月肝静脉明显变细；G. 肿瘤明显缩小；H. 患者第 2 次栓塞，术中动脉期未见静脉早显，可见少量肿物染色；I. 术后肿物染色消失；J. 术后 1 年肝静脉增粗及早显消失；K. 肿瘤完全消退，高密度钙化灶

病例 3 女，5 月龄，因急性支气管肺炎、心力衰竭在当地医院就诊，其间行肝脾 B 超示肝内血管瘤，诊断弥漫性婴幼儿肝血管瘤，呕血 2 次，肝动脉造影显示大量动静脉分流，行弹簧圈栓塞治疗。术后分流减少。影像学检查及介入治疗见图 4-1-3。

(四) 手术治疗

目前一般不推荐肝血管瘤切除术。肝动脉结扎与肝动脉栓塞效果相似，故可以选择创伤更小的肝动脉栓塞。对于药物及介入治疗效果不佳的患者，肝移植是唯一的也是最后的选择。

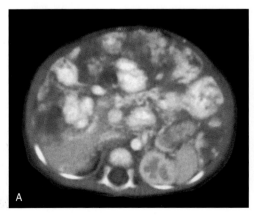
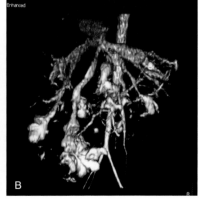

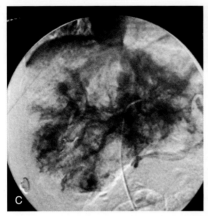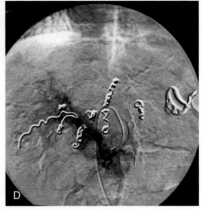

图 4-1-3　病例 3 影像学检查及介入治疗
A. CT 示肝多发血管瘤；B. CT 血管造影显示多发动静脉分流；C. 肝动脉造影
见大量动静脉分流；D. 弹簧圈栓塞肝动脉，分流明显减少

四、总结

　　肝血管瘤是儿童肝脏疾病的常见病种，对大部分肝血管瘤患儿而言，保守观察策略是可行的，大约只有 10% 的患儿需要干预，重要在于定期监测（表4-1-1）。临床需密切随访肿瘤大小和心功能变化（体检、超声）。药物治疗首选普萘洛尔。如合并有心力衰竭表现的、大的分流可考虑行介入治疗，介入治疗可显著减少分流、改善心力衰竭，是治疗儿童肝血管瘤的理想方法，值得临床推广。当药物治疗及介入治疗效果不佳时，肝移植或有一定效果。

（申 刚　崔 伟　阴 捷　狄 奇）

第二节　卡波西型血管内皮瘤

一、历史和发展

　　对卡波西型血管内皮瘤的认识最早来源于卡萨巴赫 - 梅里特综合征（Kasabach-Merritt syndrome，KMS）。KMS 是好发于婴幼儿的一种血管源性肿瘤。KMS 的描述最早来源于 1940 年由 Kasabach 和 Merritt 两位医生首次报道的新生男婴左大腿巨大血管瘤、广泛皮肤紫癜合并血小板减少症的描述。此后,研究者将这种巨大血管瘤合并有血小板减少及全身紫癜等特点的综合征称为 KMS。本病多在新生儿期或婴儿期发病,发病率极低,在婴幼儿血管瘤患者中发病率仅占 0.3% 左右。瘤体可发生于体表包括头面部、四肢、躯干等任何部位。此外,也有内脏血管瘤合并 KMS 的文献报道,但较为罕见。早期的研究认为,KMS 导致血小板减少的原因是血管瘤瘤体巨大,血液在瘤体中滞留引起血小板被捕获并消耗而逐渐减少。随着对 KMS 研究的不断深入,目前多数研究者的观点更倾向于 KMS 是一种血管源性肿瘤,其病理特点不同于婴幼儿血管瘤,既具有血管瘤特点,又兼具卡波西肉瘤特点,肿瘤病理诊断为卡波西型血管内皮瘤(图 4-2-1),因此 KMS 也被称为卡波西型血管内皮瘤并 K-M 现象(Kaposiform hemangioendothelioma and K-M phenomenon,KH & KMP,图 4-2-2)。

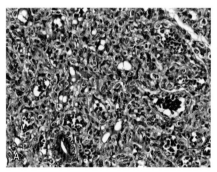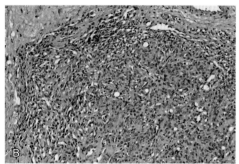

图 4-2-1　普通婴幼儿血管瘤与卡波西型血管内皮瘤病理

A. 婴幼儿血管瘤病理。HE 染色:有众多毛细血管丛,新生毛细血管壁内可见扁平状周细胞;电镜:毛细血管壁基底膜呈多层板状结构,基底膜内有周细胞。B. 卡波西型血管内皮瘤病理。HE 染色:由肿瘤结节形成,结节中心是大量狭缝状管腔,结节边缘可见毛细血管;电镜:狭缝状管腔和毛细血管壁基底膜仅有数层,且不连续,基底膜内也可见周细胞

二、临床要点

1. **病因**　引起 KMS 的瘤体多为先天性血管源性肿瘤,其病理机制还未完全阐明。目前认为 KMS 发病的可能机制为血小板被异常增殖的内皮细胞所捕获。血小板被捕获后导致血小板活化,伴随着凝血级联反应的二次活

化,最终导致多种凝血因子的消耗。也有研究者认为可能是血小板被用来当作血管瘤内皮层,单核巨噬细胞系统吞噬血小板作用加强,产生血小板抗体,破坏血小板,而血管瘤中血管异常,也使血小板凝聚、受伤而裂解等,进一步加重病情。

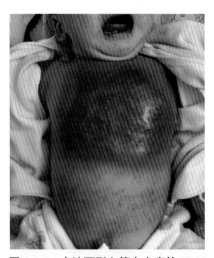

图 4-2-2　卡波西型血管内皮瘤并 KMS
1 月龄患儿,出生后前胸壁可见大范围肿物,增大迅速。肿物境界不清楚,边界模糊,呈褐色,肿物质地较韧,表面皮肤粗糙,皮温增高,肿物邻近皮肤可见瘀斑

2. **病理生理**　罹患 KMS 的婴幼儿肿瘤病理分型诊断结果显示,99% 为卡波西型血管内皮瘤,1% 为丛状血管瘤。目前国内外学者倾向于认为婴幼儿血管瘤不会引起 KMS。

3. **临床表现**　本病典型表现为体表巨大血管性肿瘤伴血小板减少、低纤维蛋白血症,血液处于低凝状态。病情进展后发生出血、贫血,严重时常导致全身弥散性血管内凝血,危及生命(图 4-2-3)。KMS 是一种威胁生命的消耗性凝血功能障碍疾病,死亡率高达 20%~30%,主要致命并发症包括弥散性血管内凝血,瘤体压迫气道引起的呼吸衰竭,或由于巨大肿瘤的存在而引起的高输出性心力衰竭等。KMS 一旦进展病情可迅速恶化,在短期内出现血小板迅速下降、凝血功能异常,瘤体迅速增大,全身出现皮下出血点(图 4-2-4、图 4-2-5)。

4. **临床诊断**　KMS 的诊断一般可根据患儿血管性肿瘤外观表现及肿物

突然增大合并出血的病史,并结合实验室检查和彩色多普勒超声确诊。内脏血管性肿瘤特别是无皮肤病灶伴随出现的病例诊断较困难,所以患儿出现无法解释的血小板减少症和凝血功能障碍时应考虑 KMS 的可能。

5. 临床治疗　KMS 的治疗原则主要是瘤体减容、消除及针对低凝血状态、出血等症状的支持治疗。KMS 的治疗方案主要是经验性治疗,尽管目前有多种治疗 KMS 的方案,包括类固醇激素治疗、放射治疗、手术治疗、干扰素 -α 治疗、化学治疗、支持治疗和局部注射治疗等,但目前国内外还没有标准的治疗方案。此外,由于 KMS 本身具有的散在发病特点使研究者很难对疾病进行系统性的治疗方案研究,其各种治疗方式的利弊还有待进一步研究阐明。

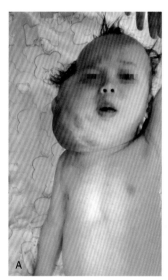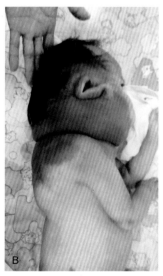

图 4-2-3　卡波西型血管内皮瘤并 KMS

患儿出生后颈背部出现肿物,因家庭原因未及时行介入手术治疗,反复予激素治疗,血小板维持在 $(20\sim30) \times 10^9$/L 水平,瘤体不断增大(A 图和 B 图)。2 岁 4 个月起共行 3 次介入手术,瘤体已基本消退

广州市妇女儿童医疗中心介入治疗科自 2009 年至今收治了百余例 KMS 患儿,总结出一套以经导管动脉硬化栓塞术为主要治疗手段的综合治疗方案,并取得了理想的治疗效果。

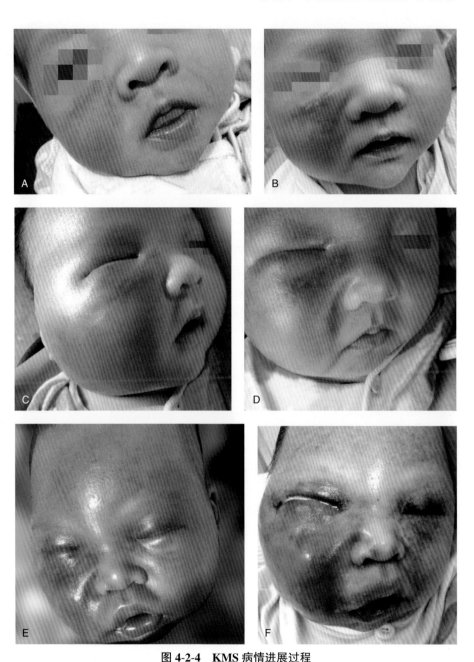

图 4-2-4 KMS 病情进展过程

A.患儿出生不久后右面出现红斑;B.红斑逐渐增厚、突出皮肤形成肿物;
C.1 周内肿物迅速增大,伴血小板下降;D.肿物周围出现出血点;E、F.颜面部显著肿胀,凝血时间显著延长

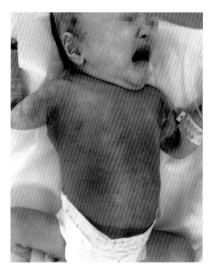

图 4-2-5 KMS 并发症

KMS 最常见的并发症为凝血功能低下,图为 1 月龄患儿,右腋下卡波西型血管内皮瘤并 KMS,病情进展迅猛,血小板迅速下降至 $8 \times 10^9/L$,患儿全身皮肤出现广泛大小、颜色不一的瘀斑及出血点,以胸腹壁最显著,实验室检查提示凝血时间显著延长,凝血酶活动度低下

三、病例选择

1. 适应证

(1)发生于体表或内脏的原发性血管肿瘤;

(2)不同程度的血小板减少,并有持续下降趋势。

2. 禁忌证　一旦确诊 KMS 需积极治疗,无严格禁忌证。

四、诊治常规流程

KMS 的治疗包括内科治疗阶段和介入手术治疗阶段。KMS 患儿就诊时,其血小板往往已降至较低水平,多已出现出血倾向,不具备立即进行介入手术的条件。经过类固醇激素治疗纠正患儿血小板减少及凝血功能异常后,方可进行介入手术以减容或消除瘤体。

1. **内科治疗**　KMS 患儿因血小板不断被消耗减少,导致广泛皮下出血,继而激活内源性凝血级联反应,并消耗血液中多种凝血因子,导致血液呈低凝状态,加重出血倾向,易形成恶性循环。因此,在诊治过程中要密切监测血小板计数及凝血功能,并根据实验室检查结果及时调整 KMS 治疗方案。

对于血小板显著下降患儿,可给予起始量为 0.75mg/(kg·d) 的大剂量地塞米松冲击治疗,用法为 1 次 /12h,静脉滴注。多数对于激素治疗敏感的患儿,在使用激素第 2 天即可监测到血小板计数显著上升。对于一些因经历不规则治疗导致激素不敏感的患儿,可逐渐加大地塞米松剂量[最大用量可至 2mg/(kg·d)]直至血小板显著上升。

对于大剂量激素治疗不敏感患儿,可给予输注机器采集血小板后立即进行介入手术治疗。但由于 KMS 患儿输注血小板后,血小板计数只能短暂性维持正常,2 天内会迅速降低,且临床治疗发现输注血小板可促进 KMS 患者瘤体生长,因此不能把输注血小板作为 KMS 的常规治疗手段。

对于血液低凝状态的患儿,必须及时对症治疗,当凝血酶原时间、活化部分凝血活酶时间及凝血酶时间中任一项延长超过参考值限 7s 者,可给予输注新鲜冰冻血浆或冷沉淀以补充凝血因子。此外,纤维蛋白原低于 1g/L 时可直接给予输注纤维蛋白原治疗。

值得注意的是,激素冲击及对症治疗可短期促使血小板上升,皮下出血点消退,瘤体也可稍微缩小。但一旦降低激素用量或停用激素后,大部分患儿在一段时间后会出现病情加重的情况,且长期反复的激素治疗可诱导机体出现激素治疗抵抗现象或者导致严重并发症。因此经内科治疗后,患儿血小板上升至 100×10^9/L 以上,凝血时间纠正至正常范围后,应立即行介入手术进行瘤体减容、消除治疗。

2. 介入手术治疗 对 KMS 患儿实行介入手术治疗,可减少瘤体容积甚至完全消除瘤体,达到根治的效果。如条件允许,术式尽可能选择经导管动脉硬化栓塞术,通过完全栓塞瘤体的供血动脉,使瘤体缺血坏死,进而使瘤体最大限度地缩小甚至完全消除。而对于极低体重或血管条件极差的患者,可选择影像引导经皮硬化术式。

五、器械、人员要求和术前准备

经导管动脉硬化栓塞术治疗 KMS 的操作步骤与婴幼儿血管瘤治疗操作基本一致,因此术前器械、术前准备也大致相同。但由于 KMS 具有自身特点,术前准备要注意以下几点。

首先,KMS 发病早,发展迅速,多数患儿年龄很小时甚至新生儿期就必须行经导管动脉硬化栓塞术,因此要尽量选择剂量最低、高清晰度的血管造影机。

其次,因为患儿年龄小体重轻的原因,要选择适宜手术操作的最小型号器械。如股动脉穿刺可选用微穿刺针,血管鞘及造影导管要选择 4F 或以下者,以尽量减轻其对血管的损伤。由于 KMS 患者瘤体的供血动脉通常极其纤细而非增粗,因此灌注用的微导管也尽可能选用管径最小的神经介入用 1.6F 或以下规格的微导管。

再次,栓塞硬化剂的配制可参考婴幼儿血管瘤栓塞剂的配制,主要使用平阳霉素、超液化碘油、地塞米松及非离子碘造影剂进行混合乳化。需要注意的是,由于 KMS 瘤体供血动脉较纤细,灌注过程极易出现反流情况,可适当降低栓塞剂中碘油的浓度。栓塞剂可选用 100μ 栓塞微球,使其更易通过微导管细小的管腔,达到更好的栓塞效果。

最后,由于 KMS 具有潜在的出血倾向,术前要常规备血。

六、操作技术与注意事项

基于 KMS 患儿年龄小、体重低,瘤体供血动脉纤细等特点,手术过程中要注意以下几点:

1. 术前必须准备充分,术者熟练掌握手术技巧,尽可能缩短手术时间。

2. 麻醉方式宜选择气管插管全身麻醉以保证术中平稳的麻醉状态。

3. 行股动脉穿刺时,穿刺点距离腹股沟 1cm 以上,进针角度尽量小,避免穿刺针损伤患儿腹腔内器官。尤其重要的是,穿刺时如果穿刺到动脉但不能顺利置入导丝时,应考虑更换另一侧股动脉穿刺,尽量避免多次刺激同一股动脉。有条件者可应用 B 超引导下穿刺以提高穿刺成功率,减少血管损伤。

4. 穿刺成功后要足量肝素化,患儿体重 <10kg,给予 75U/kg,若患儿体重 ≥10kg,给予 100U/kg,术程每延长 1 小时追加一次半量肝素,以防止术中弥散性血管内凝血发生。

5. 靶血管造影可显示 KMS 瘤体有别于婴幼儿血管瘤的征象:瘤体供血小动脉往往数量众多,供血小动脉不仅未增粗反而较正常分支更纤细、迂曲;实质期瘤体染色呈云雾状(图 4-2-6),境界不清,造影剂浓聚密度低于婴幼儿血管瘤。相应的超选择性插管时要尽可能超选到每一根供血分支,并且要尽可能越过正常分支。

6. 灌注药物及栓塞剂时采用团注方式少量多次注药,一旦发现药液反流要及时调整注药的力度和剂量,避免大量药液反流导致异位栓塞。

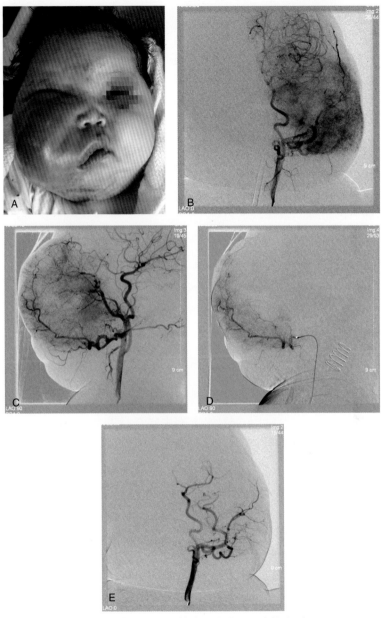

图 4-2-6　卡波西型血管内皮瘤介入手术栓塞过程
A. 2 月龄患儿, 左面部巨大瘤体合并血小板减少; B. 颈动脉造影正位显示病灶由面动脉分支及上颌动脉分支共同供血, 实质期可见瘤体呈 "云雾状" 肿瘤染色; C. 颈动脉造影侧位所见; D. 使用微导管超选择性插管至供血动脉行栓塞硬化治疗; E. 栓塞后造影显示病灶染色显著减轻

7. 栓塞完毕造影往往还有不少肿瘤染色,但不能也没必要追求像婴幼儿血管瘤那样的染色完全消失的"完美栓塞"。

8. 术后要尽快拔出血管鞘,压迫止血时间不能少于 20 分钟,确认完全止血后才能加压包扎穿刺点。

七、术后注意事项和疗效判断

KMS 患儿行经导管动脉硬化栓塞术后要注意以下几点:

1. 术后要密切监测血小板计数,由于术中血小板消耗较多,术后当天或第 2 天可能出现血小板一过性下降,但随后会逐渐上升,这种情况要与治疗无效相鉴别。

2. 注意瘤体部位皮肤有无破损,可常规使用含碘消毒液、重组人表皮生长因子凝胶局部外涂以促进皮肤愈合。

3. 对于手术效果显著的病例,其血小板计数可显著上升甚至高出参考值,此种情况考虑为暂时性骨髓造血功能亢进所致,无需积极治疗。

4. 术后血小板计数仍持续下降者可予口服醋酸泼尼松维持治疗,剂量为 3mg/(kg·d),顿服,并在门诊追踪治疗。

八、激素抵抗型 KMS 的治疗

大部分 KMS 患儿经过大剂量激素冲击联合介入手术治疗后往往获得理想的疗效,血小板计数稳定在正常值范围内,瘤体显著缩小甚至消失。但对于激素抵抗型且介入手术疗效不佳的病例,临床处理则非常棘手。针对此类病例,可采用经导管灌注长春新碱的方法对部分难以栓塞而残留的血管团进行灌注化疗。术后每周 1 次静脉滴注长春新碱 1~2mg/m²,维持治疗 3~6 周,直至血小板计数稳定,待患儿成长至 1 周岁后,病情可逐渐趋于稳定。

九、结语

KMS 是一种发生于婴幼儿期罕见的威胁生命的严重疾病,其病情进展迅猛,死亡率高,罹患 KMS 的患儿死亡率可以达到 20%~30%,因此一旦确诊,必须积极治疗。激素冲击和介入手术的联合治疗方案可取得理想的临床疗效。通过对笔者科室收治的百余例 KMS 患儿的治疗效果分析,认为介入手术可显著降低 KMS 患儿激素使用剂量及缩短使用时间,且多数病例甚至术后可完全不使用激素治疗,瘤体显著缩小甚至消失(图 4-2-7)。因此动脉栓塞联合激素治疗方案对于 KMS 的治疗具有重要价值,可作为治疗 KMS 的可行及优选治疗方案,值得临床推广应用。

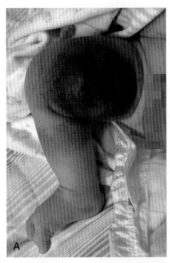

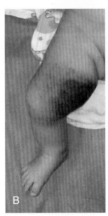 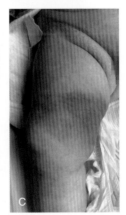

图 4-2-7　经导管动脉硬化栓塞术对于 KMS 疗效

A. 1 月龄患儿,术前右大腿巨大肿瘤伴血小板减少,凝血功能低下,肿物边缘可见出血点;B. 第 1 次手术后 1 个月复查,瘤体显著缩小,血小板 734×10^9/L,凝血功能正常;C. 第 2 次手术后 3 个月复查,瘤体已完全消退,遗留色素沉着,血小板多次复查恢复正常范围内,凝血功能正常

(陈昆山　麦启聪　周少毅　张　靖)

第三节　丛状血管瘤

一、概述

丛状血管瘤又称获得性丛状血管瘤（acquired tufted angioma）常被错误地与婴儿血管瘤混为一谈，称为"毛细血管血管瘤"，属一种罕见的良性血管增生性疾病。1989 年 Wilson Jones 与 Orkin 首先报道了这种特殊类型血管瘤的临床及病理特点，他们称之为丛状血管瘤（tufted angioma，TA），因为这类血管瘤组织学特点为真皮层中分布大量成簇状增厚的内皮细胞。很多学者认为该疾病是卡波西型血管内皮瘤的一种表现形式，若发生于年龄稍大的儿童或成人，此疾病在临床上与卡波西型血管内皮瘤相似。

二、病因与病理

丛状血管瘤的病因尚不明确，属良性血管增生性疾病，多数病例为散发性，家族中多个成员患丛状血管瘤的情况也有报道。这种家族中传递方式为常染色体显性遗传。

组织病理学最显著的特点是多发不规则小叶状毛细血管广泛分布于真皮层内，血管内皮细胞呈同心漩涡状排列，内纤维间隔明显，周细胞围绕血管腔周围。组织内往往缺乏微血栓或含铁血黄素沉着。此外，另一个特点是裂状、半月形或完整血管空腔分布于小叶中；部分内皮细胞肥大，可见核分裂象，但细胞无异形性，小叶的边缘常可见淋巴管或小静脉，侵犯筋膜和肌肉。同时，真皮和皮下组织可存在扩张的淋巴管。免疫组化染色示 D2-40（平足蛋白的单克隆抗体）、LYVE-1（淋巴管内皮受体 -1）、Prox1（Prospero 相关同源异形盒蛋白 1）、CD31 和 CD34 均呈阳性反应，葡萄糖转运蛋白（Glut-1）呈阴性。显微镜下表现需与存在小叶结构的病变如普通婴幼儿血管瘤或化脓性肉芽肿相鉴别。临床上需与卡波西型血管内皮瘤相鉴别。由于 Kasabach-Merritt 综合征患者病灶可存在卡波西型血管内皮瘤或丛状血管瘤的病理表现，因此，许多研究者认为卡波西型血管内皮瘤与丛状血管瘤同属一种肿瘤谱。

三、临床要点

丛状血管瘤可为先天性或获得性,通常发生于 5 岁以前儿童,甚至发生于胎儿期,成人罕见。部分病灶,特别是较大的病灶,病灶处触痛明显(图 3-8-10,图 4-3-1~ 图 4-3-4)。个别病例会发展成为 Kasabach-Merritt 综合征,可出现瘤体迅速增大,血液检验示血小板计数下降,低于 $100 \times 10^9/L$,纤维蛋白原降低,D- 二聚体升高,纤维蛋白原产物增加,血红蛋白降低,临床医师因此需密切观察患者血小板动态变化状况,及时处理。有文献报道丛状血管瘤和卡波西型血管内皮瘤可能是同一疾病的不同演变阶段,均源于具有淋巴和血管内皮细胞分化特征的干细胞,这两种疾病之间可以相互转化。

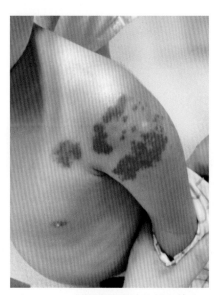

图 4-3-1 肩部及前胸壁丛状血管瘤
左肩部及左前胸部多发斑块状红色肿物,大小不等,质地稍韧,境界尚清,肿物皮温增高,无压痛

在临床上,术前倾向诊断为丛状血管瘤的患者,术后病理显示病灶往往不存在大量圆形或椭圆形分叶结构;此外,这些小叶结构存在良好通路,不伴密实的区域、含铁血黄素沉积、微血栓、小叶周围水肿或纤维形成,亦无或极少见扩张的淋巴管。然而,病理有时难以区别丛状血管瘤与卡波西型血管内皮瘤。此外,临床有时更倾向诊断卡波西型血管内皮瘤的患者,术后病理亦难区

分卡波西型血管内皮瘤与丛状血管瘤。

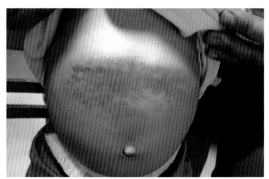

图 4-3-2 腹壁丛状血管瘤
腹壁大片浅紫红色肿物,质软稍韧,境界欠清,病灶表面可
触及结节状肿物,皮温增高

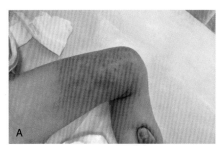
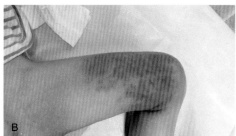
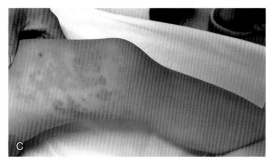

图 4-3-3 左大腿丛状血管瘤
A、B.左大腿大片斑块状暗紫红色肿物,大小不等,质地稍韧,境界尚清,肿物皮温增高,伴压痛;C.经 1 次介入栓塞术后,术后口服醋酸泼尼松 3 个月复查,左大腿病灶颜色变淡,颗粒物变小,肿物较前变软,范围略缩小

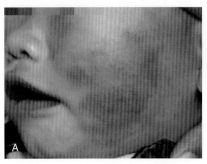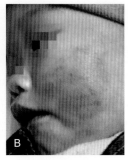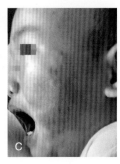

图 4-3-4 左面部丛状血管瘤

A、B. 左面部大片斑块状暗紫红色肿物,大小不等,质地稍韧,境界尚清,肿物皮温增高,伴压痛;C. 经 1 次介入栓塞术后,术后口服醋酸泼尼松 3 个月复查,病灶颜色略淡,颗粒物变小,肿物较前变软

四、诊断

本疾病临床特点:①皮损好发于躯干和四肢,表现为单发或多发的暗红色或紫红色的斑块或结节,边界尚清,可触及结节样的皮疹,质地稍韧,随病程进展皮下结节可纤维化。病灶皮温较高,可伴有局部多毛、多汗;②部分患者伴有明显疼痛或压痛,这可能与局部血管壁肌上皮收缩、血管痉挛有关;③少数患者随着年龄增长有自行消退的趋势,但多数患者表现为持续性且终身存在,无恶变倾向。

本病诊断主要依靠组织病理检查。组织病理学可见:真皮及皮下组织可见成簇分布的瘤样毛细血管丛,毛细血管内皮排列成同心漩涡状,内纤维分隔明显,低倍镜下呈"炮弹"样外观,部分内皮细胞可见核分裂象,但细胞无异型性。免疫组化染色示 D2-40、LYVE-1、Prox1、CD31 和 CD34 均呈阳性反应,葡萄糖转运蛋白(Glut-1)呈阴性。鉴别诊断:需与血管内皮细胞瘤、卡波西肉瘤、化脓性肉芽肿相鉴别。

五、治疗

丛状血管瘤自然病程难以预测,目前尚无统一的治疗标准。主要治疗方法有局部或全身系统应用糖皮质激素、干扰素、长春新碱、局部冷冻、脉冲染料激光治疗、介入治疗以及外科手术切除治疗等。部分丛状血管瘤未合并 KMP 患儿,早期可定期临床观察,无需特殊治疗,瘤体逐渐变软、变小、颜色变浅,自行消退。若合并 KMP,病灶无消退趋势,继续快速进展,传统一线治疗药物首选糖皮质激素,不过有研究报道显示治疗 KMP 的敏感率只有 30%~50%,且停药后易反复。其不良反应包括生长抑制、类库欣综合征、高血压和机会性感染等。内皮细胞生长抑制剂长春新碱单独或与其他药物联合应用可有效治疗 KMP。目前亦有报道采用干扰素(interferon,IFN)成功治愈 KMP,IFN-2α 和 IFN-2β 可抗丛状血管瘤细胞增殖或抗血管生成,可作为二线用药,其不良反应主要包括发热、流感样症状,中性粒细胞减少症、贫血、肝功能损害等,严重者可引起婴儿痉挛性双侧瘫痪,因此仅应用于其他治疗无效情形下,且需密切观察神经系统症状。

手术适应证包括:①局限性病灶;②不能耐受疼痛影响功能活动或日常生活者;③位于暴露部位影响美观及心理者。病变手术切除是预防术后复发的关键,切除至瘤体周围约 0.5cm 正常组织,保证足够范围以彻底清除瘤体,创面必要时行转移皮瓣或植皮手术封闭。同时,需注意围手术期用药与护理。①术前用药及营养,如激素,丙种球蛋白等是手术成功的重要保证,外科手术前需首先控制肿瘤的生长,改善和纠正患儿全身状况,提高患儿对麻醉与手术的耐受力,提高手术的成功率;②若病灶位于四肢,术中可使用止血带减少出血,若发生在躯干或头面颈部可局部注射肾上腺素盐水,手术创面予以加压包扎,以减少术后出血;③术后处理:需加强营养支持,及时纠正贫血,增强机体免疫力,定期复查血常规,检测血小板计数、凝血功能,有瘤体残余者适当应用药物治疗。

近年来,随着儿科介入的发展,经动脉插管至肿瘤供血动脉并注入硬化剂和栓塞剂,可使瘤体缺血、变性及坏死,缩小瘤体体积,阻止血小板在瘤体内被捕获和破坏,从而控制病情发展。介入疗法可避免外科手术可能出现的大出血等并发症,与其他传统药物治疗比较,介入治疗具有疗效快,血小板水平较稳定且并发症较少等优点,大部分患儿经介入治疗后联合药物或手术治疗可达到临床治愈的效果。

（狄 奇 苟 庆 刘珍银）

第四节 疣状血管瘤

一、概述

疣状血管瘤（verrucous hemangioma，VH）是一种罕见的先天性血管畸形疾病，现称为疣状静脉畸形（verrucous venous malformation，VVM），由真皮及皮下毛细血管、静脉畸形增生所形成，1937 年由 Halter 首次报道，Imperial 与 Helwig 于 1976 年将其命名为疣状血管瘤。

二、病因与病理

疣状血管瘤的病因尚未完全明确，所见病例多数为散发性，家族成员多无类似病史，有文献报道该病可能与 *MAP3K3* 基因的体细胞突变有关。

组织病理学表现为表皮角化过度异常明显、棘层肥厚及乳头瘤样增生，表皮突延长并可相互融合，真皮全层可见增生扩张的毛细血管及海绵状血管腔，甚至延及皮下组织。临床上本病与血管角化瘤难以区别，但后者不累及到真皮深层。

三、临床要点

疣状血管瘤通常于出生时或幼儿期已存在，多见于单侧下肢、足部或臀部，也可见于上肢、阴茎及腹部。瘤体起初表现为柔软的紫红色丘疹或者结节，随身体生长发育而增生、增大，可沿肢体呈带状分布，并逐渐出现表面不规则角化或疣状增生的特征性外观，周围可见卫星状结节，在外伤后容易出血或者继发感染。目前疣状血管瘤确切的发病率很难确定，因为在过去它被冠以许多不同的名称。另据文献报道，本病同时可并发 Kasabach-Merritt 综合征、Klippel-Trenaunay 综合征、Cobb 综合征及小汗腺血管瘤性错构瘤等综合征。临床表现见图 4-4-1~ 图 4-4-5。

四、诊断

本病的诊断主要依靠典型临床表现和组织病理特征，磁共振成像、血管造影有助于了解皮下血管畸形的情况，目前尚无确切有助于诊断的相关免疫组化指标。本病应与血管角化瘤、疣状淋巴管畸形等相鉴别。

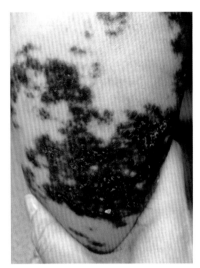

图 4-4-1　右小腿疣状血管瘤
右小腿皮肤不规则形斑块，酱紫色，
表面略显粗糙，境界清楚

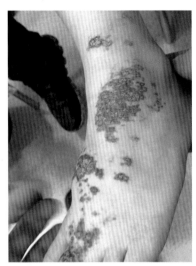

图 4-4-2　左足部疣状血管瘤
左足部紫红色不规则形斑块，表面可
见灰白色角化物，境界清楚

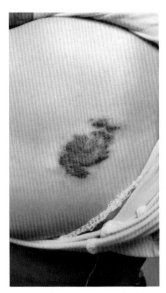

图 4-4-3　腹壁疣状血管瘤（局限型）
腹壁紫红色不规则形斑块，境界清楚

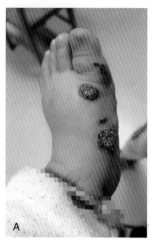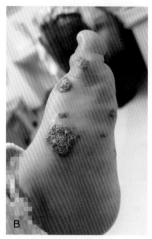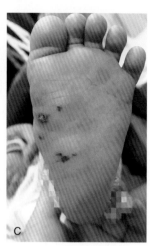

图 4-4-4 患儿左足多发疣状血管瘤

肿块突出皮肤,呈酱紫色,表面略显粗糙,可见灰白色角化物,肿块境界清楚

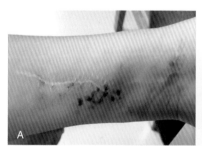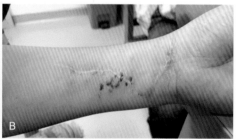

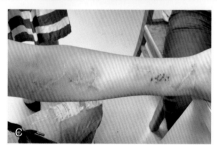

图 4-4-5 患儿左前臂多发疣状血管瘤手术切除后

可见手术瘢痕,其中部分手术区域残余灶复发

五、治疗

1. **液氮冷冻**　冷冻治疗是应用低温作用于病变组织使之发生坏死或诱发生物效应，以达到治疗目的，以液氮制冷温度最低，效果最好。但用此法治疗疣状血管瘤应谨慎。冷冻仅适合于面积小而浅表的皮损。面积大或深在的损害易并发出血、感染、遗留瘢痕。

2. **激光**　CO_2 激光属于大功率激光，主要用原光束或聚集后进行病变组织的烧灼或切割。激光在组织中的传导距离很短，约 0.2mm。CO_2 激光作为最早应用的激光，与传统外科手术比较有出血少、操作简单的优点，容易被接受，应用广泛。但 CO_2 激光对组织没有选择性及易留瘢痕限制了其应用。

3. **微波**　人体组织内大部分是由水和蛋白质等极性分子组成，在微波电场力矩的作用下，极性分子沿着微波电场的方向进行有序排列运动，并随着高频电场的交变而来回转动，在来回转动的过程中与相邻的分子产生类似摩擦、碰撞而产生热量。其热源不是从外部传导，而是由生物组织本身产生的。

针尖短型辐射探头对皮肤组织损伤小，不留瘢痕，创面愈合快。但微波治疗易出血及其安全性问题影响了其在治疗疣状血管瘤的应用。

4. **核素治疗**　利用核素发射的 β- 射线在病变组织处产生一系列的电离辐射生物效应，射线作用于病变组织细胞并将其全部或部分能量移交给组织，通过辐射能的直接和间接作用使病变组织细胞中具有生物活性的大分子结构和性质受到破坏，导致细胞繁殖能力丧失。但核素治疗容易引起皮肤放射损伤及癌变等远期损害，安全性难以保障，现在基本不用。

5. **外科手术治疗**　皮损数量少、体积较大的疣状血管瘤适于行外科手术治疗，但对操作者经验、技术要求高。为减少复发的风险，切除应包括病变的深部，切除边缘（通常宽度为 1cm），必要时需与其他疗法相结合。如果切除范围不足，则复发率可能超过 30%。

6. **美容激光治疗**　美容激光治疗疣状血管瘤的理论基础是选择性光热作用原理，血管中氧合血红蛋白选择性吸收光能，导致血管组织的高度选择性破坏。早期应用氩离子激光（波长 488~514.5nm）和铜蒸气激光（波长 511~578nm）治疗疣状血管瘤。但这些激光作用时间不能控制在很短的时间内，因而易导致周围正常组织的热损伤。术后瘢痕的发生率相当高，现在临床上已很少用。目前，对于治疗疣状血管瘤，比较认可的有可调脉宽倍频 Nd：YAG 532nm 激光、长脉冲染料 585nm 激光等。与传统治疗方法比较，近年发展的美容激光有疗效确切、副作用小、患者痛苦小容易接受等优点,缺点是价格较高。

总的来说,疣状血管瘤是一种以真皮乳头瘤样增生、继发表皮棘层肥厚、角化过度以及病变血管延伸到真皮深层和皮下为特征的病变。疣状血管瘤应尽早鉴别,诊断和治疗。该病预后良好,目前临床治疗以手术切除或美容激光为主。

(林雀卿　陈钦谕　张　明)

第五节 肉芽肿型血管瘤

一、概述

肉芽肿型毛细血管瘤,又称分叶状毛细血管瘤(基因突变:*BRAS/RAF/GNA14*),为一种特殊类型的血管瘤。它是一种主要发生在黏膜或皮肤的以毛细血管增生并形成小叶状结构为特征的血管增生性病变,多为有蒂的单发息肉样或结节样病变,生长迅速,质脆,经常发生溃疡、出血,底部有蒂与皮肤或黏膜相连,与正常组织形成衣领状改变,临床上可能被误诊为恶性肿瘤。1897年 Poncet 和 Dor 首先用"葡萄状菌病"一词描述了肉芽肿型毛细血管瘤,强调此类血管团类似于马阴囊上由真菌感染引起的桑葚状病损。后来人们用"化脓性肉芽肿"来描述相似的病例,提示此病变起源于肉芽肿性炎症,但并没有发现真菌及其他致病因素的存在。1980 年 Mills 指出本病最具特征性的组织学表现是呈小叶状增生的毛细血管,主张采用"小叶状毛细血管瘤"这一描述性名称,并逐渐被认可。该疾病发病原因不明,多认为与外伤、感染及激素水平等有关,其中与外伤关系较密切。

二、病因与病理

肉芽肿型毛细血管瘤的病因尚不明确,目前主要有 3 种学说。外伤学说:约 1/3 的病例已证实肿块与外伤有关。感染学说:有金黄色葡萄球菌或链球菌等炎细胞浸润。激素表达学说:肉芽肿型血管瘤患者雌激素表达增

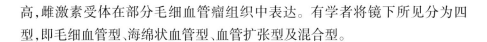

高,雌激素受体在部分毛细血管瘤组织中表达。有学者将镜下所见分为四型,即毛细血管型、海绵状血管型、血管扩张型及混合型。

三、临床要点

肉芽肿型毛细血管瘤是一种良性的血管增生性病变,而非真性肿瘤,多呈蕈状突起或有蒂息肉肿物,直径<3cm。该病发病原因尚不明确,大多数学者认为是由于局部外伤及相关组织受刺激引起的,其他原因还有烧伤,动静脉吻合畸形,血管源性生长因子,体内激素水平的变化,细菌、病毒感染以及应用某些药物治疗(如局部或全身应用类视黄醇和化学治疗药物)等。

肉芽肿型血管瘤常生长在皮肤或黏膜表面,单发,肿块可在短时间内迅速生长,有时在几周或几个月内生长到最大,直径可达数毫米或十几毫米,然后生长速度变慢,可合并溃疡,触碰后极易出血,一般肿块基底较固定。大体形态多为淡红色或黄褐色息肉样或肉芽组织样肿块,质软或中等硬度,常带有短蒂,呈蕈状,表面光滑或形成糜烂、溃疡或感染,轻微损伤便可引起出血。发生于孕妇的肉芽肿型血管瘤又称为妊娠性肉芽肿,孕妇及口服避孕药者发病率较高,在分娩后上述病变可自行消退,说明激素在发病中的作用。肉芽肿型毛细血管瘤发生的特征性位置在面部中央、四肢等处,据文献报道较为少见的部位是口腔黏膜、喉、眶和外耳道,嘴唇和牙龈,其次是鼻中隔、鼻甲黏膜。

四、诊断

肉芽肿型血管瘤发病原因不明,多认为与外伤、感染及激素水平等有关,好发于头面部、手足等。依据疾病特点诊断不难。临床表现主要为:①呈外生型生长,紫红色,质脆,触碰易出血,破损处虽不大,但出血后不易止血;②经常反复出血其表面易出现溃疡,每次破溃后瘤体会较先前增大,造成底部有蒂与皮肤或黏膜相连,或与正常组织形成衣领状改变;③无明显痒感或疼痛感(图 4-5-1~图 4-5-3)。

五、治疗

目前,肉芽肿型血管瘤治疗方法包括局部硬化注射治疗、激光治疗、手术切除、放射性同位素敷贴、冷冻治疗等。外科手术对于面部及指(趾)部位的病灶并不完全适用。面部病灶切除易遗留瘢痕而影响美容,指(趾)部位病灶切除后切口有时难以缝合,术后也有一定的复发率。激光治疗对于较小的肉芽肿效果较好,但治疗过程中有出血可能。放射性同位素敷贴、冷冻治疗效果不确切,较易留下瘢痕或色素沉着。

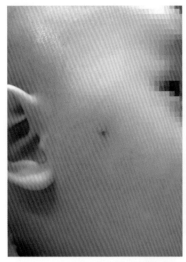

图 4-5-1　右颌面部肉芽肿型血管瘤
芝麻粒大小,呈红色,境界清楚

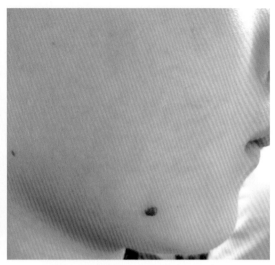

图 4-5-2　右面下部肉芽肿型血管瘤
米粒大小,红色,质软,境界清楚

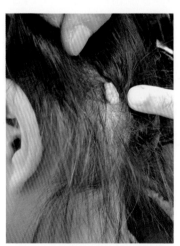

图 4-5-3　后枕部肉芽肿型血管瘤
肉芽肿状,红色

局部硬化注射治疗因创面小、疗效稳定、不易留瘢痕且费用合理,可在门诊施行,目前已逐渐被广泛采用。硬化剂的选择包括聚桂醇、聚多卡醇、平阳霉素、鱼肝油酸钠、曲安奈德、复方倍他米松注射液、尿素、醋酸确炎舒松-A、沙培林、^{32}P-磷酸铬胶体、消痔灵等,其中聚多卡醇是目前使用较广泛的硬化剂。

1. 局部硬化注射治疗注意事项

(1)治疗时应从瘤体边缘正常皮肤进针后,针尖需进瘤体内,如瘤体呈蒂状则进针至蒂处或下方,推注硬化剂直至瘤体变苍白为止。

(2)注射后3~7天,注射部位周围会出现局部红肿情况,一般不需要特殊处理。两周后复诊,评估是否需要行第二次注射治疗。如有瘤体破溃,以无菌棉签压迫止血后、碘伏消毒,涂擦莫匹罗星软膏,并注意保持伤口干燥,有利愈合。

(3)若注射后结痂,需待痂皮自然脱落后,视瘤体情况再行注射治疗。

(4)肉芽肿型血管瘤破溃时出血较多,且不易止血,故门诊医生需告知家长平时要注意不要擦破。

2. 肉芽肿型血管瘤聚桂醇注射治疗病例展示 见图 4-5-4。

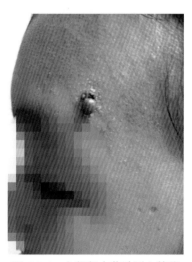

图 4-5-4 左额部肉芽肿型血管瘤
局部硬化注射治疗后,肿块缩小

第六节 先天性血管瘤

1996年,Boon 等发现了一种特殊血管肿瘤,这种血管肿瘤出生时即已存在,且与普通婴幼儿血管瘤不同,瘤体在胚胎内就开始生长,出生时已生长完全,出生后体积不再增大,由此提出"先天性血管瘤"的概念。先天性血管瘤为一种真性血管肿瘤,但必须与成人的血管内皮瘤相鉴别。成人血管内皮瘤属于交界性肿瘤,而先天性血管瘤尚未见恶变的相关报道。

1. 快速消退型先天性血管瘤(rapidly involuting congenital hemangioma, RICH)　是一种不同于普通婴幼儿血管瘤自然病程的血管肿瘤,其出生后表现为快速消退的特征,不推荐积极的药物、手术或其他治疗。其发病率女性高于男性,病灶均为先天性和单发性,好发部位依次为头颈部、躯干和四肢。

诊断依据如下:①病史:瘤体在患儿出生时已存在,多为单发。②瘤体在出生后不再增大,并开始逐渐消退。消退速度快,在患儿出生后 6~14 个月基本消退完毕,但往往会残留病变组织处表皮皮肤的松弛。瘤体产生压迫时可不同程度地伴其下方的肌肉及筋膜萎缩。此类患儿往往因出生时伴有巨大瘤体而就诊。③临床表现:可见紫红色或青紫色半球形隆起的质软肿物(图 4-6-1),皮温较高,境界尚清,表面可见较多的毛细血管扩张,肿物周缘可见发白的晕圈;部分瘤体呈粉红色或紫红色肿物,因累及皮肤和皮下组织,所以质地稍硬,应注意与卡波西型血管内皮瘤相鉴别,可询问是否伴有血小板减低的病史并行血常规检查进一步明确。④影像学特征:MRI 和 CT 表现与普通婴幼儿血管瘤相似。

2. 不消退型先天性血管瘤(non-involuting congenital hemangioma, NICH)　2001 年,Enjolras 等详尽描述了表现为不消退的先天性血管瘤,并将其命名为"不消退型先天性血管瘤"。此类瘤体在患儿出生时即存在,瘤体不缩小,到儿童期仍持续存在、不消退,随着年龄增大,瘤体亦会缓慢增大。有报道指出,少部分病例具有高血流量的特点,心脏容量负荷过大,造成心功能不全或衰竭的可能。

诊断依据如下:①病史:瘤体在患儿出生时已存在,多为单发。②瘤体在出生后无明显增大或消退,但随患儿年龄增长成比例缓慢增大。与 RICH 相比,其多数瘤体较小。③临床表现:瘤体呈淡蓝紫色或紫红色,表面皮肤较花白,可为略微隆起或半隆起的肿物,皮温增高明显,质地较 RICH 稍韧有弹性,可见紫红色扩张的毛细血管,瘤体周围呈现苍白色晕圈(图 4-6-2)。

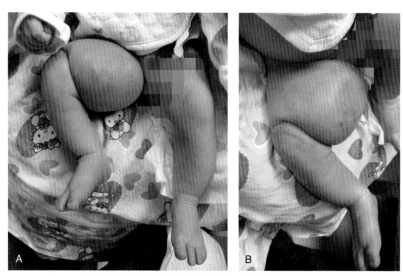

图 4-6-1　右大腿部快速消退型先天性血管瘤

右大腿部见肤色肿物,质软,境界欠清,肿物表面皮温增高,
无压痛,未触及明显搏动感

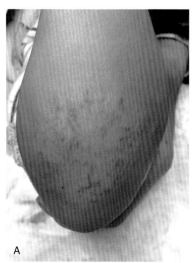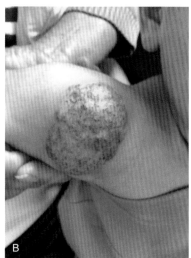

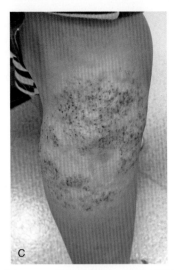

图 4-6-2　不消退型先天性血管瘤

A. 左前臂不消退型先天性血管瘤,左前臂淡紫红色肿物;B. 右上臂不消退型先天性血管瘤,右上臂紫红色肿物,境界尚清,边缘见苍白色晕圈,肿物皮温增高,无压痛;C. 右小腿不消退型先天性血管瘤,右小腿见红色肿物,质软,境界欠清,肿物皮温增高,无压痛

（刘珍银　曹家玮　姜 华）

参 考 文 献

1. 国际肝胆胰协会中国分会肝血管瘤专业委员会. 肝血管瘤诊断和治疗多学科专家共识 (2019 版). 中华消化外科杂志, 2019, 18 (8): 705-707.

2. Castaneda-Zuniga WIL. Interventional Radiology. 3rd ed. Bahimore: Williams, 1997: 103-112.

3. 欧阳墉, 王颖, 欧阳雪晖, 等. 肝海绵状血管瘤血供和介入治疗的争议和探讨. 中华放射学杂志, 2004, 38: 74-78.

4. Christison-Lagay ER, Burrows PE, Alomari A, et al. Hepatic hemangiomas: Subtype classification and development of a clinical practice algorithm and registry. J Pediatr Surg, 2007, 42: 62-68.

5. Dickie B, Dasgupta R, Nair R, et al. Spectrum of hepatic hemangiomas; management and outcome. J Pediatr Surg, 2009, 44: 125-133.

6. Wassef M, Blei F, Adams D, et al. Vascularanomalies classification: recommendations from the International Society for the Study of Vascular Anomalies. Pediatrics, 2015, 136: e203-214.

7. Greene AK, Liu AS, Mulliken JB, et al. Vascular anomalies in 5621 patients: guidelines for referral. J Pediatr Surg, 2011, 46: 1784-1789.

8. North PE, Waner M, Mizeracki A, et al. GLUT1: a newly discovered immunohistochemical marker for juvenile hemangiomas. Hum Pathol, 2000, 31: 11-22.

9. 刘莹华, 李凯. 小儿肝血管瘤的分类及诊治进展. 中华小儿外科杂志, 2014, 35 (12): 949-950.

10. Loblaw DA, Prestrud AA, Somerfield MR, et al. American Society of Clinical Oncology Clinical Practice Guidelines: formal systematic review-based consensus methodology. J Clin Oncol, 2012, 30: 3136-3140.

11. Kasabach HH, Merritt KK. Capillary hemangioma with extensive purpurra: report of a case. Am J Dis Child, 1940, 59 (5): 1063-1070.

12. Hall GW. Kasabach-Merritt syndrome: pathogenesis and management. Br J Haematol, 2001, 112 (4): 851-862.

13. Freeman I, Ganesan K, Emmerson AJ. Kasabach-Merritt syndrome in a term neonate. Arch Dis Child Fetal Neonatal Ed, 2012, 97 (2): F139-F140.

14. Kim T, Roh MR, Cho S, et al. Kasabach-merritt syndrome arising from tufted angioma successfully treated with systemic corticosteroid. Ann Dermatol, 2010, 22 (4): 426-430.

15. Enomoto Y, Yoshimura S, Egashira Y, et al. Transarterial embolization for cervical hemangioma associated with Kasabach-merritt syndrome. Neurol Med Chir (Tokyo), 2011, 51 (5): 375-378.

16. Meguro M, Soejima Y, Taketomi A, et al. Living donor liver transplantation in a patient with giant hepatic hemangioma complicated by Kasabach-Merritt Syndrome: Report of a case. Surg Today, 2008, 38 (5): 463-468.

17. Zhou SY, Li HB, Mao YM, et al. Successful treatment of Kasabach-Merritt syndrome with transarterial embolization and corticosteroids. J Pediatr Surg, 2013, 48 (3): 673-676.

18. 周少毅, 张靖. Kasabach-Merritt 综合征治疗研究新进展. 中华小儿外科杂志, 2012, 33 (12): 948-950.

19. 周少毅, 张靖. 经导管动脉硬化栓塞术治疗 Kasabach-Merritt 综合征. 中国介入影像与治疗学, 2014, 11 (7): 415-418.

第五章

微静脉畸形诊断与治疗

第一节　中线型微静脉畸形

一、概述

中线型微静脉畸形属于微静脉畸形一种特殊类型,微静脉畸形可发生在任何部位,但以面颈部、头部皮肤多见,上下肢、前胸部或手掌、手背等部位亦常见,多为单侧。根据红斑的部位,微静脉畸形可分为两型:①中线型,婴幼儿出生后即出现枕部、顶部、眉间、鼻根部和面部中央浅红色大小不等的红斑,该疾病可随着患者年龄增长患处颜色可逐渐减退;②侧位型,常局限于一侧,偶见双侧,最常累及面部一侧或两侧。

二、临床要点

1. **病因学和胚胎学**　中线型微静脉畸形的发病及增生机制仍不明确,通常为先天性可自愈性良性病变。

2. **临床表现**　婴幼儿枕部、顶部、眉间、鼻根部和面部中央浅红色大小不等的红斑,边界清晰,红斑无隆起,若发生在枕部或顶部,不影响相应部位毛发生长。压之可褪色,无压痛,病灶处皮温无明显增高。病灶随年龄增长颜色逐渐变浅,消失,一般无需处理(图 5-1-1~ 图 5-1-3)。

3. **临床检查**

(1)检验:发生于体表的普通微静脉畸形,一般肉眼与触诊即可明确诊断,无需做血液、尿液等检验。

(2)影像学检查:对于发生在体表的普通微静脉畸形,一般肉眼与触诊即可明确诊断,无需影像学检查。但是,若红斑发生于面部,特别是三叉神经第1支或第2支分布的区域,且同时伴有眼球增大或癫痫症状的患儿,特别注意Sturge-Weber综合征可能,需进行头颅CT或MR检查,排除颅内软脑膜葡萄状血管瘤病变,该病变通常累及大脑的颞叶及枕叶。

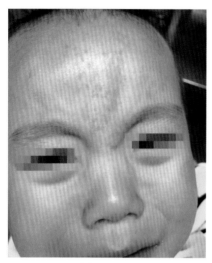

图5-1-1　前额中线型微静脉畸形
前额中部淡红色斑,无凸起,境界清楚

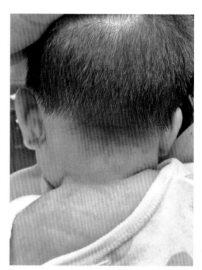

图5-1-2　枕部中线型微静脉畸形
后枕部淡红色斑,无凸起,境界清楚

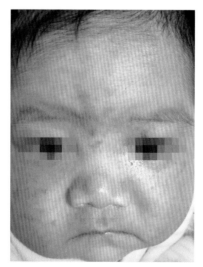

图5-1-3　中线型微静脉畸形
前额中部,眉间淡红色斑,无凸起,境界清楚

三、治疗

中线型微静脉畸形为自限性疾病，一般无需特殊治疗。若出现局部皮肤破损、出血，按常规皮肤破损处理即可。

四、结语

中线型微静脉畸形属微静脉畸形的一种特殊类型，表现为婴幼儿出生后即出现枕部、顶部、眉间、鼻根部和面部中央浅红色大小不等的红斑，该疾病可随着患者年龄增长颜色可逐渐减退，一般无需处理。

第二节 微静脉畸形

一、概述

微静脉畸形（旧称葡萄酒色痣，port-wine stains，PWS），我国俗称"红胎记"，是一种良性先天性血管性病变。它是发生于皮肤真皮内的低血流量血管畸形，由无数扩张毛细血管组成，大多数发生在幼儿期，发生率为 0.3%~0.5%，无明显性别差异。患儿往往出生时即出现一个或数个明显的粉红色、平坦的、界限清楚的、大小不等的斑块，压之能褪色。大多数病灶随着年龄的增长颜色逐渐加深，变红、变紫；病灶的面积随着身体生长而相应增大，且终身不消退。该疾病临床分为粉红型、紫红型、增生型或肥厚型。微静脉畸形可发生于身体任何部位，但以面颈部、头部皮肤多见，上、下肢，前胸部或手掌、手背等部位亦常见，且多为单侧。特别是发生于头面部的增生型 PWS 明显影响患者的外观，给患者带来巨大的心理负担；另外，发生于口周、眼周的增生性微静脉畸形同时会影响唇周正常组织功能。若微静脉畸形发生在面部三叉神经支配区同时伴有青光眼、癫痫等临床症状，需行颅脑 MR 或 CT 检查，确认是否为 Sturge-Weber 综合征。

大约 65% 的微静脉畸形患者在 20~40 岁后开始出现病灶增厚及鹅卵石结节样增生，此现象为微静脉畸形自然病程的特点之一。Klapman 和 Yaopl 的研究中报道，微静脉畸形开始出现增厚和结节的年龄为 20~39 岁，并终身持续发展,病灶逐渐增大并影响正常组织器官功能。有研究报道若病灶发生在颌面部累及口唇时,大部分病例将先出现唇的增生肥大,先于面部微静脉畸形增厚及鹅卵石样结节的发生。

二、临床要点

1. **病因学和胚胎学**　微静脉畸形是一种常见的先天性、低血流量的真皮内血管畸形,其发病及增生机制仍不明确。组织学上,微静脉畸形位于真皮浅层,由许多异常扩张的成熟毛细血管组成,不伴有明显的内皮细胞增殖。Smoller 和 Rosen、Rydh 等先后观察到微静脉畸形病灶中缺少神经分布的现象,提出微静脉畸形血管失神经调控的发病机制假设。

2. **病理学特征**

(1)肉眼观:全身表面皮肤均可发生,尤以颌面为著。出生时皮肤往往表现为明显的粉红色、平坦的、界限清楚的斑块,压之可褪色。病灶随年龄增长颜色逐渐加深,变红、变紫;病灶面积随身体生长而相应增大,终身不消退。

(2)镜下特点:从组织学上,微静脉畸形位于真皮浅层,由许多异常扩张的成熟毛细血管组成。Seiicli 将微静脉畸形分为四型:①收缩型:其血管改变与正常组织区别不大;②扩张型:血管明显扩张,通常有红细胞充盈;③中间型:介于收缩型与扩张型之间;④深部扩张型:整个真皮层都存在扩张的血管。

3. **临床表现**　本病头面部、躯干及四肢均可发生,但以头面部等暴露部位最为多见。微静脉畸形女性发病率高于男性。出生时皮肤往往表现为明显的粉红色、平坦的、界限清楚的斑块,压之可褪色,无压痛,病灶处皮肤温度稍高于正常皮肤温度,表面欠光滑。病灶随年龄增长颜色逐渐加深,变红,变紫;病灶面积随身体生长而相应增大,终身不消退(图 5-2-1)。因该疾病往往发生于头面部,对美观造成很大影响,可严重影响患者的心理发育与心理健康。临床上,根据微静脉畸形的特点,通常将其分为 3 种类型 6 个等级:粉红型,病变平坦无隆起,同正常皮肤,浅粉红色至深红色,指压完全褪色,此类多见于儿童,粉红病变程度属于 1 级;如为暗红属 2 级,深红则为 3 级;紫红型病变平坦无隆起,同正常皮肤,色呈浅紫红至深紫红色,指压可完全或不完全褪色,多见于成年人,按颜色深浅又可分为浅紫和深紫,病变程度属 4 级和 5 级;增厚型,病变增厚高出正常皮肤或伴有结节状增生,色呈深紫红,指压完全或不完全褪色,严重者表面可有疣状结节样增生,且触后易出血,多见于年龄较大者,病变分级属于 6 级。

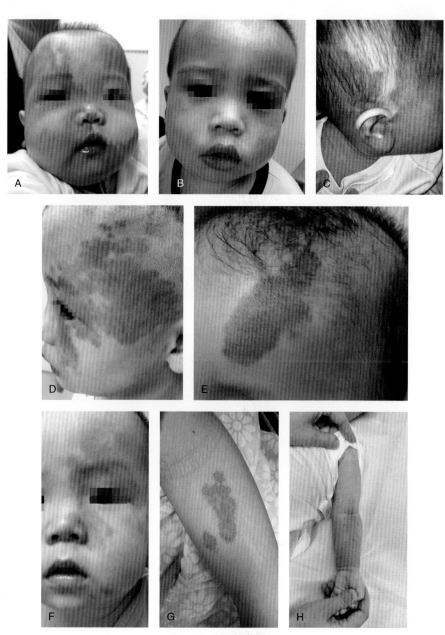

图 5-2-1　微静脉畸形

A. 右额部、面部及下颌部皮肤大片深紫红色斑,无凸起,境界清楚;B. 额部、面部大片暗红色斑,无凸起,境界清楚;C. 头部、面部、颈部大片深红 - 紫红色斑,无凸起,境界清楚;D. 左额、颞部及左面部大片深红色斑,无凸起,境界清楚;E. 左额部大片鲜红色斑,无凸起,境界清楚;F. 左额、颞部,左面部大片暗红 - 深红色斑,无凸起,境界清楚;G. 手臂片状淡暗紫红色斑,无凸起,境界清楚;H. 上肢大片浅紫红色斑,无凸起,境界清楚

4. 临床检查

（1）检验：发生于体表的普通微静脉畸形，一般肉眼及触诊即可明确诊断，一般无需做血、尿液等检验。

（2）影像检查：对于发生于体表的普通微静脉畸形，一般肉眼及触诊即可明确诊断，无需影像学检查。但是若面部特别是三叉神经第 1 支或第 2 支分布的区域出现红斑，且同时伴有眼球增大或癫痫症状的患儿，特别注意 Sturge-Weber 综合征可能（图 5-2-2、图 5-2-3），需进行头颅 CT 或 MR 检查，排除颅内软脑膜葡萄状血管瘤病变，该病变通常累及大脑的颞叶及枕叶。典型的 Sturge-Weber 综合征 CT 表现为额叶、颞叶、顶枕叶脑回样钙化或磨砂状钙化，脑回样强化，且强化的范围显著大于钙化的范围，脑灰白质分界模糊，邻近颅骨板障增厚。MR 表现为双侧大脑半球不对称，患侧大脑脑叶不同程度萎缩，体积缩小，脑外间隙增宽，脑沟增宽，脑叶表面软脑膜病灶异常显著强化，中线结构偏移向患侧，部分患儿可出现脉络丛增大，显著强化。

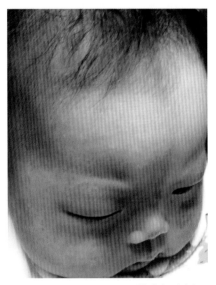

图 5-2-2　Sturge-Weber 综合征病例 1
右额颞部、面部皮肤大片红色斑，无凸起，境界清楚；
结合影像学检查与临床症状诊断为 Sturge-Weber 综合征

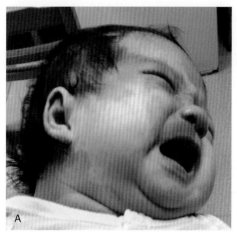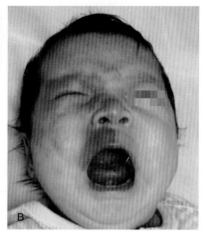

图 5-2-3　Sturge-Weber 综合征病例 2
A、B. 右额颞部、面部及右颈部皮肤大片红色斑，无凸起，境界清楚；
结合影像学检查与临床症状诊断为 Sturge-Weber 综合征

三、治疗

由于微静脉畸形多发生于颌面部，严重影响面容与患儿的心理发育，建议早期干预治疗。传统的治疗方法包括外科植皮、浅层 X 线照射或同位素贴敷、冷冻、电灼、各种外用药、磁疗和多种激光（CO_2、YAG、氩离子、铜蒸气、KTP 等）治疗方法，但这些方法均可能损伤皮肤遗留瘢痕，或无明显疗效而难以被患者接受。自 1985 年出现以脉冲染料激光为代表的选择性光热作用治疗——光动力疗法（photodynamie therapy，PDT）以来，选择性地治疗微静脉畸形成为现实，且治疗后很少出现增生性瘢痕。此治疗方法对浅表的病灶效果较好，尤其对婴幼儿期的微静脉畸形治疗效果比较理想，目前已成为较为普及的治疗方法，但对于较严重的微静脉畸形则疗效欠佳。

光动力疗法治疗（PDT）微静脉畸形的作用机制包括了三个层次，首先是光敏剂吸收光后产生光毒性物质，其次是这些毒性物质破坏生物大分子，最后导致细胞和组织的破坏，产生生物学效应。其治疗微静脉畸形主要是通过选择性损伤、阻塞真皮浅层扩张畸形的毛细血管网以消除病变部位的异常红色，同时又不损伤位于其上的表皮层和紧接其下的真皮深层组织来实现的。其高度的选择性与光动力疗法的 3 个要素均有关系：①光敏剂的选择性分布：光敏剂经静脉注射后立即在血液中形成浓度高峰，并被血管内皮细胞迅速吸收,而表皮层和周围正常的真皮细胞吸收尚很少,光敏剂的分布在血管内皮细胞与表皮层细胞之间形成明显的浓度差;②激光的选择性作用:在光动力治疗中,采用波长短并可被血液选择性吸收的激光(如绿光),则可使位于扩张畸形毛细血管网下的正常的真皮深层组织处因激光穿透浅、辐射到的激光量小、难以达到光敏剂的有效激发光剂量,因而产生的毒性物质不足,使正常的真皮深层组织得到保护;③氧浓度的选择性分布:光动力疗法必须是在有氧的条件下,才能产生活性氧物质。微静脉畸形的病变部位为血管,氧含量是非常充分的,足以满足 PDT 中的氧消耗,而表皮和真皮正常组织相对于病变血管是处于氧含量低的区域,在 PDT 过程中出现氧的不足,限制活性氧物质的产生,尤其在光敏剂和激光剂较大、使氧消耗加大的情况下,表皮中出现缺氧状态,可能会使 PDT 产生的活性氧物质减少,从而达到和加强对周围正常组织的保护作用。

四、预后评估

光动力疗法对微静脉畸形有很好疗效,国内的大量资料表明其有效率达 90% 以上,但其完全治愈率一般只有 20% 左右。光敏剂种类、光敏剂给药量、给药至照光间隔时间、激光波长和照光剂量诸因素均对 PDT 的作用结果产生不同程度的影响,光敏剂、激光光源的选择及鲜红斑痣的分型是影响其疗效的关键因素。

光敏剂的选择:用以治疗微静脉畸形理想的光敏剂应有以下特点:①组分单一,结构明确,性质稳定;②在光照时具有强的光毒性,对机体无副作用、安全;③能选择性分布于病变的血管组织中,同时不被周围组织吸收;④在体内的滞留时间短,可迅速代谢;⑤对微静脉畸形光疗窗口特定波长(绿光)的光照有强吸收,而对其他波长的光照无光敏特性。目前临床使用的光敏剂尚无完全符合各项条件的,但新型光敏剂的开发和应用已成为光动力治疗鲜红斑痣的主要研究内容。

我国是国际上开展 PDT 治疗微静脉畸形最早的国家之一,也是国际上治疗临床病例最多的国家,目前在国内用于治疗微静脉畸形的光敏剂主要有 3 种:① HpD 注射液(血卟啉注射液),光敏反应较强烈,治疗后患者需避光 1 个月以上;②癌光啉注射液,又称 PSD-007,研究阐明了癌光啉(PSD-007)各组分的化学结构及光生物活性成分,使得癌光啉成为当时国际上第一种被阐明各组分化学结构及肿瘤光生物活性成分的卟啉类光敏剂,光敏反应较 HPD 弱,治疗后患者亦需避光 1 个月左右;③海姆泊芬(血啉甲醚,血卟啉单甲醚,hematoporphyrin monomethyl ether),是一种纯化的单体卟啉。

无论哪种光敏剂,提高光敏剂给药剂量均可提高治疗效果,但超过一定的范围则可能增加其副作用。光敏剂在光动力治疗中被消耗的现象称为光漂白,光漂白对光动力效应的影响取决于光敏剂的补充速度。根据靶组织光敏剂的补充速度,合理利用光漂白特性,将有助于提高 PDT 的疗效。光敏剂静脉给药可以保证 PDT 治疗微静脉畸形时细胞内被光漂白消耗的光敏剂可以得到快速补充,所以光漂白一般不会减弱 PDT 对血管内皮细胞的损伤强度。而光敏剂需要通过组织液的间接扩散才能到达表皮层,其补充速度显著低于血管内皮细胞,如果光敏剂的光漂白速率大于光敏剂的扩散速率,表皮层内就不会有光敏剂存在。因此,在 PDT 治疗微静脉畸形时,提高光漂白速率能使表皮层细胞得到更充分的保护,例如采用漂白速率高的光敏剂、使用低剂量给药和高功率密度照射等。

除了光敏剂的给药量,给药至照光间隔时间也会影响到激光照射时血管内皮细胞中光敏剂的含量,进而影响到 PDT 的作用强度。给药至照光间隔时间越短,PDT 对靶组织的光敏损伤作用就越强,在非靶组织光敏损伤方面,给药至照光间隔时间长,对表皮层和真皮正常组织的损伤作用增强。因此,在微静脉畸形的光动力治疗中,一般在光敏剂静脉注射同时或 10 分钟内给予激光照射。

（刘珍银　郭轶群）

参 考 文 献

1. 刘科峰, 柳敏, 马喜兴. 超脉冲 CO_2 点阵激光治疗微静脉畸形 64 例疗效观察. 中国美容医学, 2011, 20 (12): 1932-1933.
2. 杨建申, 张歌, 陶宇, 等. 不同方法治疗微静脉畸形疗效比较. 中国美容医学, 2012, 21 (10): 1797-1798.
3. 丁健, 周传德, 曹玉娇, 等. 头面部增生型微静脉畸形的治疗体会. 中国美容医学, 2013, 22 (1): 80-82.

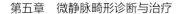

4. 王维, 林晓曦, 马刚, 等. 微静脉畸形伴唇肥大畸形的病理特点及临床意义. 中华口腔医学杂志, 2010, 45 (4): 211-213.

5. 张平, 姜琨, 林琳, 等. 双波长 (595nm 和 1 064nm) 脉冲激光治疗血管性皮肤病 429 例. 中国美容医学, 2013, 22 (21): 2123-2126.

第六章

淋巴管畸形诊断与治疗

第一节 临床表现与诊断

一、概述

淋巴管畸形（lymphatic malformation）是指发生在皮肤或深层软组织的局限性或弥漫性淋巴管道的畸形，是儿童常见脉管系统疾病之一，常在幼儿期显现，多生长缓慢，可局限或弥散分布，常侵犯面颈部重要结构，影响外观和功能。过往根据病灶体征特点将其命名为"淋巴管瘤"或"囊性水瘤"，随着对本病的逐步深入研究，大量的临床及影像学证据支持淋巴管畸形是淋巴系统畸形而不是肿瘤，其命名及分类也逐步得到规范。

二、病因与病理

目前淋巴管畸形的病因尚无统一定论。一般认为是胚胎发育过程中，淋巴管系统某些基因如血管内皮生长因子 C（vascular endothelial growth factor-C，*VEGF-C*）、血管内皮生长因子受体 3（vascular endothelial growth factor receptor-3，*VEGFR-3*）、转录因子叉头框 C2（Forkhead box protein C2，*FOX-C2*）、性别决定区 Y 框 18（sex determining region Y-box 18，*SOX-18*）等异常表达，同时在外在因子影响下，导致淋巴管异常增生，病灶区域淋巴回流障碍所致。分泌型糖蛋白 VEGF 家族能够诱导血管和淋巴管的生成，其成员 VEGF-C 及受体 VEGFR-3 是重要的淋巴管生长因子。研究发现 VEGF-C 通过与 VEGFR-3 结合，可促进淋巴管内皮细胞增殖和淋巴管增生。VEGF-C 及其受体在淋巴管畸形内皮细胞中高表达，并通过旁分泌与自分泌方式促进病灶的形成。也有研究推断 FOX-C2 与 VEGFR-3 一样,在胚胎发育的晚期,被募集来参与淋巴管的重塑与成熟,在淋巴管的形态发生中起着重要作用。近期的研究也证实位于染色体 16q24.3 的 *FOX-C2* 基因的移码突变可引起淋巴管畸形。此外,也有研究表明 SOX-18 是脉管发育的重要调节因子,在内皮细胞的分化中起关键作用,对于淋巴管的生长发育及形态维持同样具有重要的作用,已有研究证实 *SOX-18* 基因突变会导致淋巴管畸形的发生。除上述机制以外,也有研究者发现淋巴管畸形的发生可能与 PI3K/Akt/mTOR 信号通路有关,淋巴管畸形由体细胞中的 *PIK3CA* 突变引起,*PIK3CA* 突变可增强其与细胞膜的结合和 / 或激活其激酶,导致 AKT/mTOR 级联激活,AKT/mTOR 级联调控细胞生长、增殖和迁移,从而引起病灶的发生。

镜下可见病灶由扩张的淋巴管组成,可累及皮肤、浅筋膜或肌间。扩张的淋巴管内衬非增殖的内皮细胞,管壁含平滑肌,形成大小不等的薄壁囊腔,腔内充满淋巴液,富含淋巴细胞、红细胞及中性粒细胞等。淋巴管畸形的组织病理学特征为淋巴管扩张或形成囊腔,内附单层扁平上皮。间质为致密纤维结缔组织,散在淋巴细胞滤泡,偶见生发中心。大囊型病变由较大的囊腔构成,内附单层或多层上皮,趋于局限。弥漫型者具有浸润性,自囊壁伸出指样突起侵入邻近组织,范围广,边界不清(图 6-1-1)。

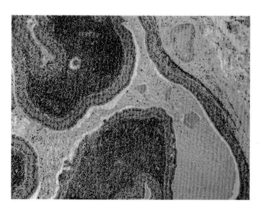

图 6-1-1 淋巴管畸形病理镜下所见

三、临床表现

淋巴管畸形可发生在身体具有淋巴管组织的任何部位,最多见于头、颈部,其次为腋窝及四肢(图 6-1-2~ 图 6-1-4)。淋巴管畸形的临床表现受病灶的分型、部位、范围和深度的影响差异很大。早期的淋巴管畸形可表现为无任何症状软组织肿物,皮肤颜色正常,病灶液体成分比例越大,肿物质地越软,大囊型的病灶往往有明显的波动感,透光试验可为阳性。随着病灶逐渐增大,淋巴管畸形可自发或由于外伤、感染等诱因合并出血、感染,从而出现变硬、疼痛等症状,合并感染者可导致局部或全身发热、肿胀疼痛,严重者影响肢体功能。

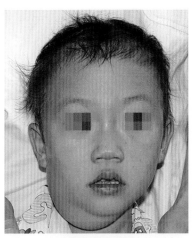

图 6-1-2　位于颌面部的淋巴管畸形,
严重影响患儿容貌

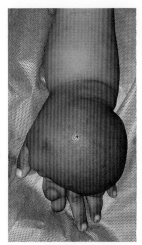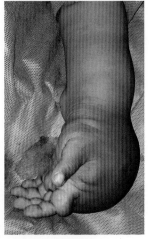

图 6-1-3　发生于手掌的巨大淋巴管畸形,
压迫邻近组织导致手掌发育畸形

位于特殊部位或器官的淋巴管畸形可因压迫效应引起相应症状,如颈部、纵隔的淋巴管畸形可压迫气道引起相应水平的呼吸道梗阻导致呼吸困难、缺氧等一系列症状(图6-1-5);腹腔内的巨大淋巴管畸形可压迫肠管引起发热、腹痛、便秘等消化道梗阻症状(图6-1-6);口腔内的淋巴管畸形多为微囊型,可表现为黏膜或舌面多发黄色小疱突起,舌黏膜表面粗糙,呈结节状或叶脉状,在长期发生慢性炎症的基础上,舌体可以变硬。发生在唇、下颌下及颊部者,有时可使患处显著肥大畸形。发生于舌部者常呈巨舌症,引起颌骨畸形、牙移位、咬合紊乱等(图6-1-7)。

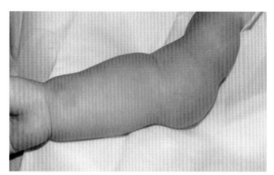

图6-1-4　发生于上肢的淋巴管畸形

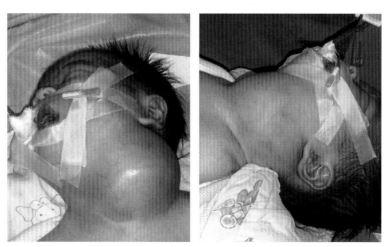

图6-1-5　颈部巨大淋巴管畸形并压迫气道,患儿呼吸困难

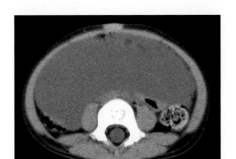

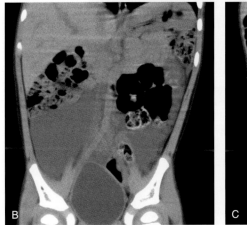

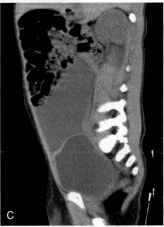

图 6-1-6　腹腔巨大淋巴管畸形压迫肠道引起腹痛、便秘等症状

A.横断位；B.冠状位；C.矢状位

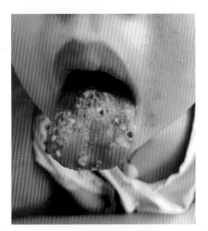

图 6-1-7　舌部淋巴管畸形,舌面多发黄色
小疱突起,舌黏膜表面粗糙

四、分型与诊断

(一)淋巴管畸形的分型

现代脉管性疾病分类系统主要包括：ISSVA（2018 年版）、Mulliken-Glowacky 分类法及汉堡分类法。按照不同的分类系统，淋巴管畸形的分型可呈现多样性，实际应用中我们应选择更加科学和更加有助于临床诊断和治疗的分类分型方法。按 Mulliken-Glowacky 分类法淋巴管畸形属于低流量型脉管畸形；按汉堡分类法淋巴管畸形属于淋巴管优势型畸形；而按 ISSVA（2018 年版），淋巴管畸形属于单纯性脉管畸形，根据淋巴管囊腔的大小，可分为以下三型。

（1）大囊型（macrocystic）：即以往所称的"囊肿型"或"囊性水瘤"，病灶由 1 个或多个体积 ≥ 2cm³ 的囊腔构成，一般为多房性囊腔，彼此间隔，内含澄清透明、淡黄色的典型淋巴液（图 6-1-8）。

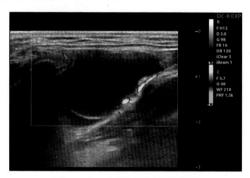

图 6-1-8 大囊型淋巴管畸形
B 超检查可见巨大的无回声区，内可见分隔

（2）微囊型（microcystic）：包括以前分类中所称的"毛细管型"及"海绵型淋巴管瘤"，病灶由多个体积 <2cm³ 的囊腔构成，由衬有内皮细胞的淋巴管扩张而成，病灶内淋巴管极度扩张弯曲，构成多房性囊腔似海绵状，内含淋巴液，在皮肤或黏膜上呈现孤立软组织肿物或多发性散在的小圆形囊性结节状或点状病损（图 6-1-9）。

（3）混合型（combined macro and microcystic）：以上两种病灶两者兼有者为混合型。

临床实际工作中上可根据以上分型制订适合的治疗方案。

(二)诊断与鉴别诊断

（1）诊断：淋巴管畸形的临床表现多比较典型，根据病史、体征，结合影像学检查基本可以确诊。

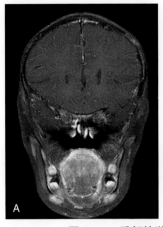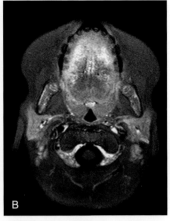

图 6-1-9　舌部的淋巴管畸形均为微囊型

A. 冠状位可见舌部片状高 T_2 信号影,呈海绵状形状;

B. 横断位可见海绵状高 T_2 信号影,并可见细小管道状结构

大囊型淋巴管畸形在超声图像上表现为多囊性薄壁无回声液性暗区,多普勒探查其内无血流信号(图 6-1-10)。微囊型则表现为边界不清的蜂窝状声像图(图 6-1-11)。B 超检查具有简便快速、无创伤的特点,对于淋巴管畸形有很高的诊断价值,临床上怀疑淋巴管畸形时,应常规先行超声检查。

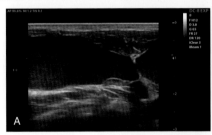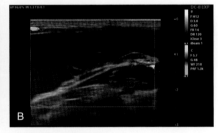

图 6-1-10　大囊型淋巴管畸形超声表现

A. 声像图可见较大无回声区,并可见高回声线状分隔;B. 多普勒声像图,未见明显血流信号

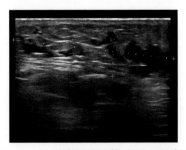

图 6-1-11　微囊型淋巴管畸形 B 超表现

多个微小不规则无回声区,边界不清楚

淋巴管畸形在 CT 表现多为单房或多房均匀一致的水样密度灶,边界清楚,囊壁菲薄。增强扫描中央囊性区无强化,囊壁及分隔可部分强化,程度不等(图 6-1-12)。CT 检查有可能产生放射性损伤,一般情况下不宜应用在淋巴管畸形的诊断上,但一些位于复杂部位或在机体深部如颈部、腹腔等的病例行CT 检查可清楚显示病灶部位、性质、大小及与周围结构的关系,有助于更好制订治疗方案(图 6-1-13)。

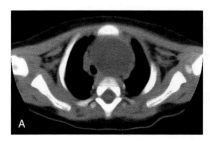
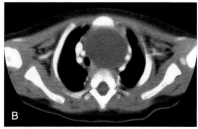

图 6-1-12　淋巴管畸形 CT 表现
A. 上纵隔类圆形囊性占位性病变,边界清楚,囊壁菲薄;
B. 增强扫描,囊内未见明显强化,囊壁可见轻度强化,并推压周围血管结构

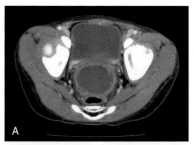

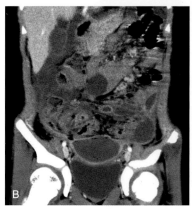
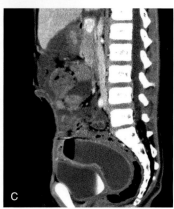

图 6-1-13　CT 可清楚显示淋巴管畸形病灶与邻近组织器官的关系
A. 横断位;B. 冠状位;C. 矢状位

　　MRI 检查是诊断淋巴管畸形最重要的方法。大囊型淋巴管畸形 T_1 加权像呈等信号或低信号，T_2 加权像呈显著的高信号，呈单囊或多囊状，界限清晰完整，囊壁可被强化。发生囊内出血时，因血液和淋巴液的密度差异，可出现囊腔内的液平。微囊型淋巴管畸形 T_2 加权像呈弥散的高低混杂信号，无明显边界（图 6-1-14）。

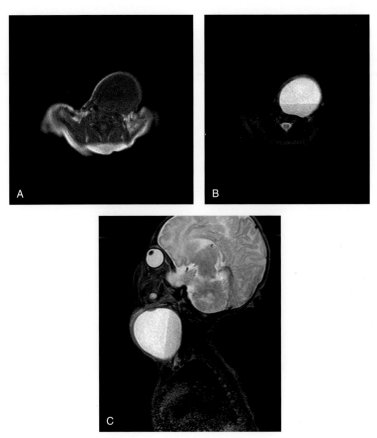

图 6-1-14　淋巴管畸形 MRI 检查
A. 横断位，T_1WI 平扫图像，可见颈前低 T_1 信号影，边界清晰；B. 横断位，T_2WI 抑脂序列呈高信号，并可见囊内液体分层，提示内出血改变；C. 矢状位，T_2WI 抑脂序列，显示高信号及囊内出血

　　对于诊断不明确的病例可进行辅助诊断性穿刺，若穿刺抽出淡黄色清亮淋巴液即可确诊，若抽出陈旧性血液结合细胞学检查，则可诊断为淋巴管畸形伴出血。

　　（2）鉴别诊断：血管瘤、淋巴管畸形和静脉畸形是常见脉管性疾病，典型的病例往往具有特异性的外观和体征,但不典型的病例均可表现为肤色正常的软组织肿物,彼此之间需要鉴别诊断,鉴别诊断要点见表 6-1-1。淋巴管畸形还需要与囊肿、多种软组织肿瘤相鉴别,影像学检查特别是 MRI 检查可很好地进行鉴别诊断。

表 6-1-1　常见脉管性疾病的鉴别诊断

	肿物性质				影像学检查	
	皮肤温度	体位试验	波动感	穿刺抽液	B 超	CT 或 MRI
淋巴管畸形	正常	阳性或阴性	有或无	淡黄色清澈淋巴液或血性不凝液体	巨大无回声暗区或海绵状多发无回声暗区	无强化
静脉畸形	正常	阴性	无	血液	管道状回声区,多普勒探查可见条状血流信号	显著强化
血管瘤	升高	阴性	无	难以抽出大量液体	混杂回声光团,多普勒探查可见典型红蓝混杂血流信号	显著强化

第二节　介入治疗

淋巴管畸形被认为是淋巴系统的良性病变,生长缓慢,不会自然消退。但在遭受创伤、感染、发生囊内出血或不适当治疗后,可突然增大。若淋巴管畸形生长在特殊部位,则可能导致毁容、畸形、压迫重要器官引起功能障碍,造成长期后遗症,甚至危及生命。故对该病需采取积极恰当的医疗干预措施。外科手术治疗是过去最主要的,甚至是唯一的治疗手段,但外科手术往往损伤大,容易导致手术后遗症,且外科手术后复发率很高。

淋巴管畸形的介入治疗源于硬化治疗,其核心是在各种影像设备(B 超、CT 或 DSA 等)引导下穿刺淋巴管畸形病灶并尽可能地抽尽每个囊腔中的淋巴液,并注入合适剂量与浓度的硬化剂,破坏其内皮结构,使其缩小、消失而达到治疗的效果。相对于传统的门诊硬化治疗,由于介入治疗按手术级别准备和全身麻醉,在影像引导下可做到精确细致的操作,因此能达到理想疗效。相较于手术切除,介入治疗具有操作简便、安全性较高、效果良好、不易复发、创伤小、不易损伤重要神经、血管、腺体或肌肉等的优势,且外形恢复良好,无瘢痕遗留。随着介入治疗的不断开展和经验的积累,目前已经成为了最主流的治疗方法。

一、适应证与禁忌证

(一) 适应证

1. 持续显著增大的淋巴管畸形。

2. 出现了并发症如出血、感染以及疼痛等。

3. 位于特殊部位并有可能在将来因占位效应导致严重的后果,如位于颈部、纵隔或腹腔内等。

4. 虽然未引起明显症状但位于关键部位如颌面部、乳房周围等影响患者外观。

(二) 禁忌证

介入治疗适用于各种类型、各种部位的淋巴管畸形的治疗,一般无绝对禁忌证。相对禁忌证如下:

1. 患儿年龄太小(如新生儿)而病灶并未引起严重症状。

2. 合并凝血功能异常。

3. 具有全身麻醉禁忌证或对于造影剂、硬化剂过敏。

二、介入治疗

(一) 影像设备和硬化剂的选择

不同的影像设备各有优点。B 超设备简单,操作方便且无放射性。DSA 可提供高清的实时图像精确显示病灶情况,对于一些难以鉴别诊断的淋巴管畸形可行造影确诊。对于一些在深部组织且要精确穿刺的病灶,可 CT 定位下穿刺可避免损伤邻近器官。临床工作中可结合实际情况选择影像设备。

淋巴管畸形属于低流量的脉管畸形,因此可选择较温和的硬化剂如平阳霉素、多西环素等。病灶囊腔明显且多次复发者可考虑选择聚多卡醇或聚桂醇。舌组织较疏松,发生于舌部的淋巴管畸形往往为微囊型,此类患者可在硬化剂中加入少量白蛋白并充分乳化后使用,可促进硬化剂在病灶中弥散。病灶巨大而患者体重又很低(如新生儿)的病例可联合使用两种或两种以上的硬化剂以降低单种硬化剂的剂量。目前临床上治疗淋巴管畸形使用最广泛的硬化剂是平阳霉素,具有良好的有效性和安全性。

(二) 术前准备

淋巴管畸形介入手术治疗前需影像学检查评估病灶范围、内部结构及与邻近结构关系等。一般患者可按常规全身麻醉术前准备。对于存在颈部、纵隔等部位异常的病例,术前不管有无气道梗阻症状,都需要评估气管插管的必要性,并且做好术后有可能要在重症监护室(ICU)病房深切监护治疗的准备。

(三) 操作要点

(1)在影像设备引导下经皮多点穿刺病灶,从针尾看到有黄色透明液体或血性液体溢出后退出针芯,接上注射器,缓慢抽出囊内液体。抽液时可轻轻揉捏病灶使囊内淋巴液尽可能被抽干净。对于多囊腔的病灶要尽可能穿刺到每个囊腔(图 6-2-1)。

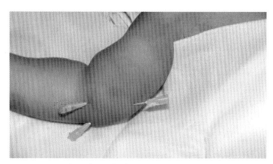

图 6-2-1　对于有多个囊腔的病灶,应尽可能穿刺到
每个囊腔并尽量把囊液抽干净

(2)当液体为血性时应注意观察液体是否可凝固,如为可凝固的血液,立即停止抽吸,并换穿刺点再次穿刺。如多次穿刺到较大的囊腔均可抽出血液,应行造影观察有无引流静脉以判断是否为静脉畸形(图 6-2-2)。

(3)囊内液体较多时抽液过程中应密切观察患儿血压变化,液体量大于50ml 时应分次抽液。

(4)保持针尖位置不变,在影像监视下缓慢注入适量硬化剂。硬化剂配制方法为 8mg 平阳霉素溶于 3~5ml 生理盐水或对比剂,按 0.3~0.6mg/kg 或

8~12mg/m² 进行注射,药物的剂量及浓度由病灶类型、范围、大小及与周边组织的关系适量调整。影像监视下可观察到硬化剂在囊内弥散,如出现硬化剂误入组织间隙应立刻停止注射并重新穿刺。注射完毕后轻轻揉捏病灶使药液均匀涂布于囊内壁(图 6-2-3),注意观察局部反应和全身情况。

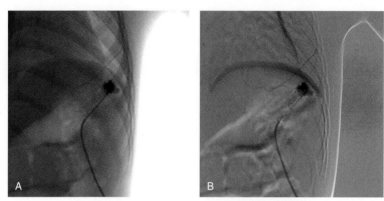

图 6-2-2　当淋巴管畸形与静脉畸形难以鉴别时,
可通过造影观察有无引流静脉进而鉴别诊断

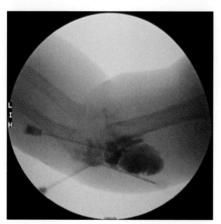

图 6-2-3　硬化治疗过程
影像监视下可观察到硬化剂在囊内弥散

　　(5)对于一些巨大的囊腔,术中难以一次性把囊液完全抽干净,可在腔内留置猪尾型导管,回病房后多次抽液并用硬化剂冲洗囊腔液体完全引流干净后再拔除导管,可达到减少手术次数、提高手术疗效的目的(图 6-2-4)。

　　(6)治疗后,四肢部位的病灶可适当加压包扎。

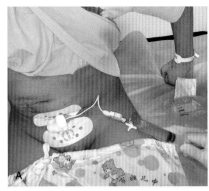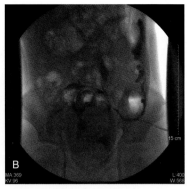

图 6-2-4 通过病灶腔内留置猪尾型导管,可达到减少手术次数、
提高手术疗效的目的

A. 经留置引流管可抽出淡黄色淋巴液;

B. 注入适量造影剂,可见造影剂在腹腔内弥散

三、常见并发症及处理

淋巴管畸形并发症中最常见的为感染和出血,表现为病灶体积突然增大、变硬,出现红肿瘀斑,以及位于特殊部位的反复感染、肿胀。对于此类并发症主要是对症治疗,并且尽快行介入手术治疗原发病灶。位于颈部、纵隔的巨大淋巴管畸形可压迫气道并引起呼吸衰竭,一旦出现需马上行气管插管建立高级气道通道,并急诊行介入手术。

淋巴管畸形介入手术治疗后可出现以下术后并发症。

1. **发热、烦躁**　多为术后应激反应,可常规对症治疗。

2. **囊内出血**　介入手术可成为淋巴管畸形出血的诱因,轻度出血可不予处理。严重出血者可给予促凝治疗。导致重度贫血可给予成分输血疗法。陈旧性血肿有可能机化并最终难以完全吸收的肿块影响疗效,因此,多量的出血在 2 周后仍无吸收者可穿刺抽吸防止机化。

3. **病灶肿胀**　介入治疗术后病灶会较前肿胀,轻度者可以观察,较严重者可应用激素 2~3 天减轻局部水肿及对症治疗,亦可局部应用多磺酸黏多糖乳膏促进肿胀消退。

4. **病灶皮肤破溃**　极少数病例介入术后病灶皮肤破溃,需积极消毒创口防止感染,同时可予莫匹罗星软膏、康复新软膏外用对症处理。

5. **硬化剂相关并发症**　超大剂量使用平阳霉素有致肺纤维化的风险,应规范使用。硬化剂误注射到正常组织有可能引起疼痛、肿胀、局部组织坏死及周围神经损伤等,因此要在影像监视下注射以避免发生此类并发症。

6. **复发** 部分淋巴管畸形经介入手术治疗缩小后,一段时间可能又再次增大,可通过再次行介入手术治疗。如多次介入手术治疗后病灶反复增大,应考虑误诊可能(如腮窝囊肿或鳃裂囊肿等)。

(周少毅 王 奇 张 靖)

参 考 文 献

1. 赵福运. 淋巴管畸形的诊断和治疗. 中华口腔医学杂志, 2008, 439 (6): 339-800.

2. Giguere CM, Bauman NM, Smith RJ. New treatment options for lymphangioma in infants and children. Ann Otol Rhinol Laryngol, 2002, 111 (12): 1066-1075.

3. 刘敏, 肖宝来, 史玉爽. 彩色多普勒超声诊断小儿巨大淋巴管瘤一例. 中华医学超声杂志, 2010, 7 (4): 619.

4. 谭小云, 张靖, 周少毅, 等. 新生儿颈部大囊型淋巴管畸形的介入硬化治疗. 中华小儿外科杂志, 2013, 34 (10): 725-728.

5. 刘学键, 秦中平, 邱茂众, 等. 并发呼吸道梗阻的小儿脉管畸形的综合治疗. 中华耳鼻喉头颈外科杂志, 2010, 45 (1): 32-37.

6. 郑家伟, 陈传俊, 张志愿. 平阳霉素瘤内注射治疗口腔颌面部血管瘤、血管畸形的系统评价. 中国口腔颌面外科杂志, 2003, 1 (2): 102-105.

7. Rozman Z, Thambidorai RR, Zaleha AM, et al. Lymphangioma: Is intralesional bleomycin sclerotherapy effective？. Biomedical Imaging and Intervention Journal, 2011, 7 (3): e18.

第七章

普通静脉畸形诊断与治疗

第一节 临床表现与诊断

一、概述

静脉畸形（VMS）是最常见的血管发育异常（出生缺陷）。这些缺陷是由静脉系统的胚胎发育期间的不同阶段的发育停滞导致的。静脉畸形的诊断与治疗目前仍然是具有挑战性的。由于其临床表现不一，临床发展不可预测，复发率高，而且临床上发病率高，临床没有统一的处理原则。静脉畸形通常体表常见，但也可见全身其他组织及器官，可发生于肌肉或者骨骼，包括空腔脏器比如肠道等。临床症状不一，单发常见，少数多发。TIE2 受体突变导致平滑肌组织的缺陷可能是静脉畸形的主要组织病理变化。绝大多数静脉畸形出生时发现，儿童期增长缓慢，青春期生长较快。外伤、感染、妊娠等因素可刺激病变组织增生，主要是会造成血流动力学的改变及静脉腔壁的扩增。

二、病因与病理

静脉畸形是以静脉异常扩张、汇集为特征的病变。畸形病灶内的静脉管腔大小、管壁厚度以及病变间和病灶内管壁的畸形程度各不相同。静脉畸形可在浅表部位，也可在深部；可以弥散，也局限发生。一些病理学家用海绵状血管瘤来指形状不规则、管壁很薄、管径很大的静脉畸形，而采用静脉畸形来描述伴有显著平滑肌结构紊乱的厚壁静脉。然而，这种用法误用了血管瘤的概念，上述两种组织学表现本质上是静脉畸形。葡萄酒色斑是静脉畸形的一种的临床亚型,由真皮内扩张的小静脉样血管组成。以多发性静脉畸形为特征的综合征常被称为"蓝色橡皮疱样痣综合征"。这种临床病例1958年首先由Bean报道,皮肤多发性静脉畸形并发胃肠道出血等胃肠道并发症,现在认为是一种弥散的静脉畸形,可能侵犯多个内脏器官。静脉畸形也见于特纳(Turner)综合征,累及胃肠道和足背。

与其他真性血管畸形一样,静脉畸形无明显可见的内皮细胞或周细胞有丝分裂活动。各个阶段的静脉畸形都衬有扁平的、外观成熟的内皮细胞的异常高密度的静脉。管壁中出现不同数目的平滑肌(通常与管径无关),缺乏内弹力膜和管腔内充满红细胞提示这些畸形本质上是静脉。病变中毛细血管和静脉散在,有时还疏松地聚集,但无血管瘤那样明确的小叶。累及其上方真皮部位的深层病变,通常显示在真皮内较小血管的比例比深部组织要高。较大的受累血管管壁因外膜纤维化而出现不规则增厚,引起管腔周径管壁厚度明显且急剧的变化。从一些患者尤其是多发性病变者切除下来的静脉畸形中,可见其间平滑肌纤维排列极度紊乱,局灶性地随机延伸到周围的结缔组织中。静脉壁的明显增厚,提示病灶内存在异常动静脉分流的可能性。

静脉畸形外科切除术前需要明确病灶的边界,不彻底的外科切除常使残余的血管进行性扩张,使病变复发。病变血管间的结缔组织间质会发生纤维化,还可出现局灶性的慢性炎症。这种炎性反应通常很轻微,但在肌内静脉畸形和具有显著淋巴成分的静脉畸形中表现得较为明显。血栓形成在静脉畸形中很常见,低流速的血液淤积的在管道内形成血栓及静脉石,管道周围的间质可出现营养不良性钙化。

三、临床表现

1. **症状** 静脉畸形出生时即有,随身体成比例生长。部分患者出生时病灶不明甚至成年后才发现。大部分静脉畸形均没有明显的临床不适。头颈部静脉畸形可能引起明显的外观畸形、反复出血,甚至影响语言、呼吸等功能问题。四肢静脉畸形常见的症状是疼痛、肿胀、运动障碍等。

2. **体征** 病灶位置表浅时表现为蓝色,肿物质地柔软、可压缩,病灶区皮温不高、无震颤,体位试验阳性。病灶可局限或弥散地发生于身体任何部位(图7-1-1~图7-1-3)。

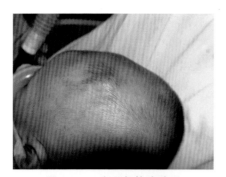

图 7-1-1　左顶部静脉畸形

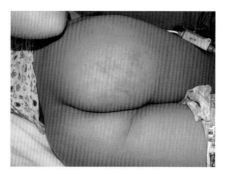

图 7-1-2　右臀部静脉畸形

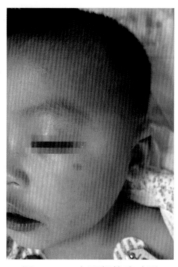

图 7-1-3　左颞部静脉畸形

四、分型与诊断

(一) 分型与分类

1. Hamburg 分类法　Hamburg 分类法是按照不同胚胎阶段潜在的解剖学、组织学、病理生理学和血流动力学状态对 CVM 进行分类。它是在 1988 年德国 Hamburg 举行的第 7 次国际血管畸形研讨会的 CVM 专家共识基础上形成的。Hamburg 分类法具有临床实用性,并作为现代分类系统被广泛接受。起初,Hamburg 分类法基于病灶内占优势的血管成分把 CVM 分为 5 大类:动脉畸形(arterial malformation,AM)、静脉畸形(venous malformation,VM)、动静脉畸形(arteriovenous malformation,AVM)、淋巴管畸形(lymphatic

malformation,LM）和以血管淋巴畸形（hemolymphatic malformation,HLM）为代表的混合型血管畸形。最早的共识不包括毛细血管畸形（capillary malformation,CM），因为它被认为缺乏其他 CVM 的临床表现。但在 Denver（1992）Ⅻ 和 Seoul（1996）的共识会上，有专家提议并支持增加 CM。虽然 Hamburg 分类法被国际公认，但是远不够完善，要取代旧的命名法及分类法有待充实完善。

每种血管畸形按畸形发生的胚胎阶段，又分为干外型（extralruncular form,ETF）及干型（truncular form,TF）。每一亚型的临床行为取决于其胚胎学特征，特别是发育停止时所处的胚胎发育阶段。不同的胚胎学特征导致临床表现呈多样性、临床过程无法预测、治疗效果不确切及潜在的高复发率。CVM 的胚胎亚型有助于医生预测其临床过程、治疗反应及复发的可能性。各型表现差异的详细信息见后续章节。

2. Mulliken 分类法　Mulliken 介绍了另一种分类系统。Mulliken 分类法是按照 CVM 的血流动力学状况进行分类，对临床处理有很好的指导意义。在 Mulliken 分类法中，所有 CVM 按血流状态分为两组：高速血流病灶（tast-flow lesions）与低速血流病灶（slow-flow lesions），这有助于理解 CVM 血流动力学的复杂性。最近，许多专家部分采纳 Mulliken 分类法，并与 Hamburg 分类法联用。

3. Puig 分型　Puig 根据引流静脉的特点以及流速，制定了符合临床治疗实际需要的分型。他根据回流静脉的影像学特点，将静脉畸形分为四型（图 7-1-4）。

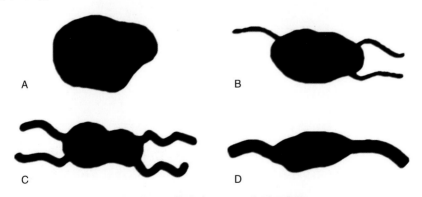

图 7-1-4　静脉畸形 Puig 分型示意图

A. Ⅰ型，无明显回流静脉；B. Ⅱ型，回流静脉正常；

C. Ⅲ型，回流静脉增粗；D. Ⅳ型，回流静脉扩张

（二）诊断与鉴别诊断

当静脉畸形位于体表或者黏膜表面时，表现为蓝色或紫色的病变，质软，皮温不高，压之可缩小，临床诊断比较容易，而当静脉畸形位于深部，仅表现为肿胀或疼痛时，则需要进一步行影像学检查以明确诊断，某些甚至需要进行穿刺活检。下面介绍静脉畸形常见的影像学检查表现。

1. B超检查 在 B 型超声，静脉畸形通常呈现为可压缩的血管分隔（图 7-1-5）。位于皮下或肌肉组织中的静脉畸形呈现低回声或无回声的血管分隔。彩色多普勒能展示血流增加。形成血栓或以前接受过硬化治疗的病变会出现部分压缩或不可压缩。以上这些表现可以跟淋巴管畸形以及动静脉畸形鉴别，淋巴管畸形的 B 超特点为不可压缩的无回声包块，动静脉畸形则表现为高流量的血流信号。由于 B 超具有安全、无创、经济以及较高的特异性，目前临床上常将 B 超检查作为静脉畸形首选的影像学检查手段。当然，当病灶位于内脏特别是胃肠道时，超声具有局限性，此时应该选择磁共振检查。

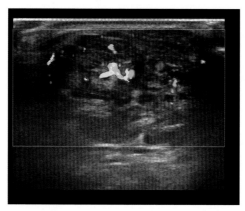

图 7-1-5 足底部静脉畸形
B 超检查示足底血管分隔的低回声信号，并可见血流信号增加

2. CT检查 CT 检查无特异性，平扫表现为软组织内的低密度灶，边界欠清，如果有静脉石则表现为高密度影。增强扫描可见动脉早期无明显强化，延迟可见强化（图 7-1-6）。CT 静脉显像对于评估静脉是否阻塞、异常、不通，或静脉缺如有着特异的价值。此外，对于评估累及胸部，腹部或骨盆大的静脉主干的畸形具有优势。CT 能证实是静脉阻塞或外在压缩引起的静脉腔隙狭窄。

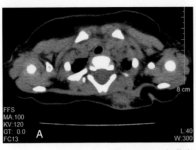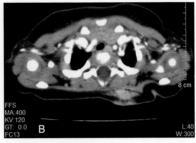

图 7-1-6 左背部静脉畸形 CT 表现
A. 左背部静脉畸形,平扫呈软组织低密度;
B. 增强扫描延迟强化,病灶呈现填充样强化

3. **MRI 检查** MRI 检查对于静脉畸形具有特征性的改变,同时在评估病灶范围以及疗效时 MRI 具有非常大的优势(图 7-1-7~ 图 7-1-10)。T_1WI 上部分瘤灶与肌肉信号接近,边界可不清晰。T_2WI 上瘤灶信号明显高于肌肉信号,边界多清晰可辨。瘤灶周边组织一般不受侵犯,周围组织受其挤压可有不同程度的移位或变形。可见血流异常所致局部软组织受损征象,主要表现为周围肌肉的水肿;T_1WI 上病灶以等、低信号为主,部分病灶可呈稍高信号,T_2WI 上以高信号为主,其内常可见斑片及条索状低信号区,提示血栓机化、纤维化及钙化等成分存在。瘤灶内可见蚓状、条状或斑点状血管流空影,此征象亦为静脉畸形鉴别于其他软组织肿瘤的特异性表现。若结合 X 线片发现海绵腔内静脉石,则更能支持该病的诊断。增强扫描病灶明显强化。四肢肌间海绵状血管瘤血流丰富,为四肢动脉的分支供血,故增强扫描强化明显。

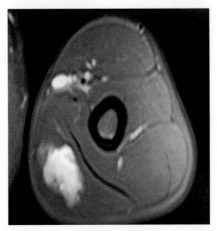

图 7-1-7 左上臂肌层静脉畸形 MRI 检查
横断位 T_2WI 抑脂序列,左上臂肌内片状高信号影

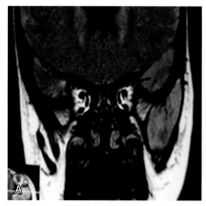
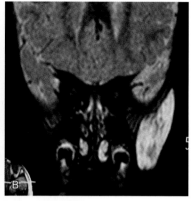

图 7-1-8　左颞部静脉畸形 MRI 检查
A. T_1 低信号,与肌肉信号相似;
B. 抑脂序列 T_2WI 高信号,明显高于肌肉信号

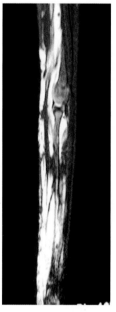

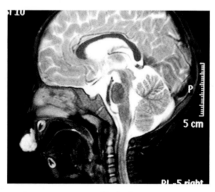

图 7-1-9　左前臂静脉畸形 MRI 检查
累及肌层,T_2WI 高信号

图 7-1-10　上唇静脉畸形 MRI 检查
T_2WI 高信号

第二节　介入治疗

　　静脉畸形通常没有症状,但如果伴随疼痛、功能障碍或者是明显影响外观时则需要处理。通常情况下,静脉畸形选用外科手术切除非常困难,术后也会造成损毁性的不良后果。通常外科手术切除静脉畸形最大的风险是出血,除了四肢的静脉畸形出血风险较少外,其余部位均很难止血。原则上,应该根据病变的部位、大小、范围及回流速度和技术条件为患者制订个体化治疗方案。血管内硬化治疗为静脉畸形目前国际上最为重要而且首选的治疗方法。硬化治疗静脉畸形的原理是将硬化剂直接注入病变血管内。通过其化学刺激作用造成局部血管内皮损伤,进而发生血栓、内皮剥脱和胶原纤维皱缩,使血管闭塞最终转化为纤维条索,从而达到祛除病变血管的治疗过程。目前临床上常用的硬化剂包括平阳霉素、3%聚多卡醇或聚桂醇泡沫硬化剂、无水乙醇。临床使用中需根据静脉畸形的分型选择合适的硬化剂,以达到临床疗效最优化及最大限度的降低并发症发生率。

一、适应证与禁忌证

(一) 适应证

　　静脉畸形通过保守治疗,比如绷带加压、口服抗凝药等无法控制症状,以及出现功能障碍、影响外观情况下,均可以行硬化治疗。硬化治疗的目的在于治疗静脉畸形和预防可能的并发症、减轻或消除现有的症状、改善病理性血流动力学状况、达到满足美容和功能要求的良好效果。原则上,所有类型的静脉畸形均适合硬化治疗。

(二) 禁忌证

　　1. 绝对禁忌证　已知对硬化剂过敏、严重的全身疾病、急性深静脉血栓、硬化治疗区局部感染或严重的全身感染、持续制动和限制卧床、周围动脉闭塞性疾病晚期(Ⅲ或Ⅳ期)、甲状腺功能亢进(使用含碘硬化剂时)、妊娠(除非存在强制性医学原因)、已知症状性卵圆孔未闭。

　　2. 相对禁忌证　一般健康状况不佳、支气管哮喘、明显的过敏体质、已知血栓形成倾向或高凝状态伴或不伴深静脉血栓病史、已知无症状性卵圆孔未闭、存在血栓栓塞事件的高危因素、既往泡沫硬化治疗出现视觉障碍或神经系统功能障碍。

二、介入治疗

目前国际主流的治疗静脉畸形的方法为血管内硬化治疗,就是通过无水乙醇、平阳霉素(博来霉素)、泡沫硬化剂(聚多卡醇、聚桂醇)等硬化剂破坏血管内皮细胞,造成病灶血管的纤维化闭塞和缩小,达到治疗的目的。提高硬化治疗效果的关键是延长硬化剂与畸形血管腔的接触时间以及提高硬化剂的单位浓度。根据 Puig 分型选择合适的硬化剂也是非常关键的,需要注意的是,Puig 分型是根据当时单次造影的表现来分型的,换言之,单个病灶的静脉畸形可以是不同的 Puig 分型,所以需根据当时的造影表现对单个病灶进行硬化处理。下面将分别对不同的硬化剂的特性及治疗方法进行阐述。

(一) 平阳霉素

1. **概述** 平阳霉素是从我国浙江平阳县土壤中的放线菌(streptomycespingyangensisn,sp)培养液中分离得到的抗肿瘤抗生素。经研究与国外的博来霉素(bleomycin)成分相近。两者比较,博来霉素为多组分的复合药,主要成分为 A2;平阳霉素则为单一的 A5。实践证明,该药对鳞癌有较好疗效,肺毒性相对较低。平阳霉素与博来霉素的作用相近,主要通过竞争性抑制胸腺嘧啶核参与 DNA 的合成,与 DNA 结合使之破坏。另外它也能使 DNA 单链断裂,并释放出部分游离核苷,可能因此破坏 DNA 模板,阻止 DNA 的复制。主要作用机制为抑制细胞 DNA 的合成和切断 DNA 链。静脉畸形病变注射平阳霉素后,主要组织学变化是血管内皮细胞损伤,管壁不同程度增厚以及管腔闭塞,但管腔内血栓形成和血管外的炎症反应较轻,不及鱼肝油酸钠注射后明显。因此,治疗后局部肿胀、疼痛等不良反应较轻,适用于Ⅰ型、Ⅱ型和黏膜静脉畸形的治疗。

2. **配制方法** 治疗时,将平阳霉素 8mg 粉针剂,以 4ml 造影剂稀释,再混以等量的超液态碘化油在消毒容器内用注射器反复抽吸,制成平阳霉素碘化油混悬乳剂,平阳霉素的浓度为 1mg/ml。根据体表面积按 $10mg/m^2$ 计算平阳霉素用量。

3. **操作要点** 治疗均在全身麻醉下进行。全身麻醉成功后,首先直接穿刺畸形血管团造影。直接用 7 号头皮针穿刺静脉畸形最突出于体表的部位。穿刺入畸形血管团成功的标志是回抽有静脉血。在透视下注入含碘 30% 的对比剂,连续观察畸形静脉充盈情况。患儿接受硬化剂治疗前,先肌内注射地塞米松 0.3mg/kg。患者治疗前均先由助手直接压迫畸形静脉近心端的引流静脉,使畸形血管团膨胀,然后经注射对比剂的头皮针在透视下缓慢向畸形血管团内注入硬化剂(图 7-2-1)。注射过程中仔细观察血管团充盈情况及硬化剂是否进入引流静脉等。透视下显示血管团或引流静脉完全被硬化剂充填停止硬化剂的注入。1 个注射点未能将畸形血管团完全充填时,可更换位置继续注入硬化剂(图 7-2-1B)。经过平阳霉素硬化治疗后,可见静脉畸形缩小(图 7-2-2)。

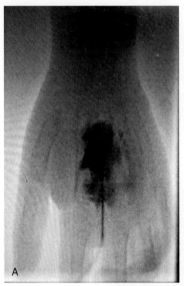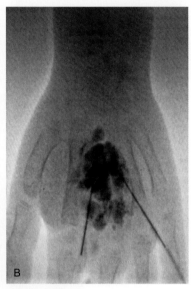

图 7-2-1　左手背静脉畸形

A. 2 岁男性患儿,左手背肿物 1 年余,DSA 示畸形血管团无明显引流静脉,属于 I 型静脉畸形;B. 注入平阳霉素 4mg＋造影剂 2ml＋碘化油 2ml 混悬液,透视下见药物沉积密实,勾勒病灶范围

(二) 泡沫硬化剂

1. **概述**　静脉系统的常见病和多发病主要包括各部位的静脉曲张和静脉畸形,其发病率较高并以较严重的临床症状困扰着患者。使用硬化剂治疗静脉曲张和血管畸形已经有 150 多年的历史。液体硬化剂注入病变血管后,迅速被血液稀释并被血流冲走,使得液体硬化剂的效力低下,需要使用大量浓缩的硬化剂以达到所期望的较大面积的内皮损伤。因此,长期以来硬化疗法仅为外科手术的辅助治疗措施。两种最常用而且最有效的在欧美市售的硬化剂——十四烷基硫酸钠和聚多卡醇均曾被作为清洁剂使用,都易于与空气混合

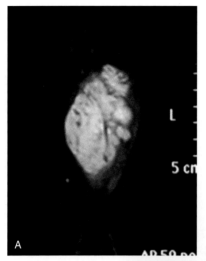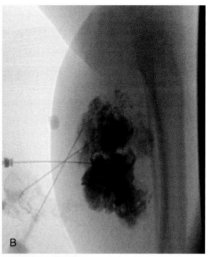

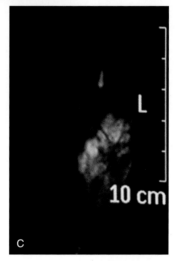

图 7-2-2　左小腿静脉畸形

A. 患儿 1 岁 11 个月,MR 扫描显示左小腿静脉畸形; B. 影像引导下经皮
介入硬化术,术中使用平阳霉素 5mg + 碘海醇注射液 2.5ml + 超液化碘化
油 2.5ml 混悬液; C. 介入治疗 2 次,术后 2 个月复查,瘤体较前明显缩小

形成泡沫。泡沫硬化剂注入病变血管后,可将相当于本身容量(气体 + 液体
硬化剂)的血液从血管腔内排挤出去,而且不易被血液稀释和被血流冲走,因
此与血管内皮的接触面积增大且接触时间延长,提高了疗效却减少了硬化剂
的用量从而降低了毒副反应。同时,泡沫硬化剂可迅速诱发血管痉挛,进一步
增强了硬化效力。随着泡沫硬化剂的广泛应用,液体硬化剂的局限性已经在

很大程度上得以克服。泡沫硬化疗法以其高效、快捷、安全、平价的特点成为静脉学领域近十年来最重要的发展之一，一般认为其将在静脉曲张和血管畸形的治疗中居于主导地位。

泡沫硬化剂是具有表面活性的液态溶液和气体组成的混合物。泡沫硬化疗法通过将泡沫硬化剂注射入曲张静脉或畸形静脉团使之闭塞而达到治疗静脉疾病的目的。目前国内用来制作泡沫硬化剂较多的为聚多卡醇。聚多卡醇是欧洲最为常用的硬化剂。国内曾称之为乙氧硬化醇。国产的相似产品——聚桂醇(聚氧乙烯月桂醇醚)注射液已于2008年获准上市。

2. 泡沫配制方法 第一届和第二届泡沫硬化疗法欧洲共识会议推荐了3种制作泡沫的方法：

(1)Monfreux法：亦被称为MUS方法("Méthode MUS")，使用1支盛有液体硬化剂溶液的玻璃注射器产生泡沫。注射器端口用一个橡皮帽或塑料帽封闭。回抽注射器活塞产生负压(subatmospheric pressure)，经注射器针筒与活塞之间的间隙将空气抽入注射器内，产生含有大气泡的液态泡沫(fluid foam)。Monfreux泡沫的性质因液体硬化剂溶液的浓度、所使用的注射器类型和回抽活塞的方法而各不相同。

(2)Tessari法：亦称为涡流技术(tourbillion technique)，早期曾被称为SFT法(sclerosing foam technique)。使用2个一次性塑料注射器产生硬化泡沫。一个注射器内盛有液体硬化剂溶液，另一个注射器内盛有空气。两个注射器的端口[最好使用具有Luer-Lock接头的注射器(即螺口注射器)]与一个三通开关(three-way-tap)连接呈90°角。快速来回推送两个注射器的内含物20次，在完成前10次推注后将通道口尽可能关小，通过由此形成的湍流产生泡沫。

(3)Tessari/DSS法：即Tessari/双注射器套装技术(the double-syringe system technique)。以Tessari基本方法为基础，使用两个螺口10ml一次性塑料注射器，通过三通连接产生泡沫。一个注射器内盛有1份液体硬化剂溶液，另一个注射器内盛有4份空气。两个注射器的端口[最好使用具有Luer-Lock接头的注射器(即螺口注射器)]与一个二通接头连接呈180°角。快速来回推送两个注射器的内含物5次(通过紧握其中一个注射器的活塞产生附加压力)，再重复推送动作7次(无附加压力)(图7-2-3)。

137

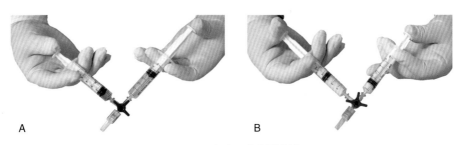

图 7-2-3   泡沫硬化剂的制作

A. 两个 10ml 一次性螺口注射塑料注射器，一个注射器内抽取聚多卡醇 2ml，另一个注射器抽取 8ml 二氧化碳；B. 两个注射器的端口与一个三通开关连接，快速来回推送两个注射器内的药液 20 次，在完成前 10 次推注后将通道口尽可能关小

2006 年召开第二届泡沫硬化疗法欧洲共识会议时，已经很少有人使用 Monfreux 泡沫，即使有也仅用于 C2 期静脉曲张。几乎所有的与会者均使用致密而黏滞的 Tessari 泡沫或 Tessari/DSS 泡沫。用于制备泡沫硬化剂的气体以空气最为常用，也有人使用 CO_2、O_2 或 CO_2-O_2 混合气者。绝大多数静脉学专家用于制备泡沫的液体硬化剂溶液为聚多卡醇或十四烷基硫酸钠，所使用的浓度依被治疗的病变类型和病变血管的大小而定。最常用的液 - 气比为 1∶4。根据我们治疗经验，液 - 气比为 1∶4 时泡沫硬化剂为最稳定状态，疗效达到最优。

3. **操作要点**   所有患儿均在全身麻醉下治疗。患儿约束在 DSA 操作床上，全身麻醉成功后，直接用 4 号半头皮针经皮穿刺瘤体最突出于体表的部位。回抽有静脉血标志穿刺成功，在透视下注入 30%（碘浓度）对比剂（碘海醇）造影（帧率 6 帧 /s），连续观察静脉畸形充盈情况，根据对比剂回流速度，将静脉畸形分为低回流型和高回流型。低回流型：回流静脉纤细，回流速度慢，造影 5 分钟后瘤体内仍有明显对比剂残留。高回流型：回流静脉粗大，回流速度快，造影 5 分钟后瘤体内仅有少量对比剂残留。然后经注射对比剂的头皮针在透视下缓慢向畸形血管团内注入泡沫硬化剂。在预先显影的畸形血管团的衬托下中速注入泡沫硬化剂，透视下可清楚地显示泡沫硬化剂为负性阴影，并可见硬化剂推动对比剂向回流静脉近心端移行，称为"X 线透视引导下的充盈缺损技术"。注射过程中仔细观察血管团充盈情况。血管团完全被泡沫硬化剂充填应停止硬化剂的注入。1 个注射点未能将畸形血管团完全充填时，可再换穿刺部位注入硬化剂。每例注入硬化剂量为 4~20ml，平均每例次应用 6.5ml,治疗达到痊愈者可继续随访,若瘤体缩小 <80% 则继续治疗,2 次治疗间隔时间为 1 个月(图 7-2-4)。

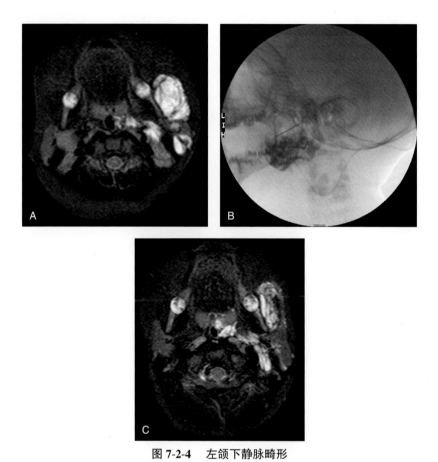

图 7-2-4　左颌下静脉畸形

A. 8 月龄患儿,MRI 扫描示团块状 T$_2$WI 高信号影,边界清;B. DSA 引导下泡沫硬化治疗,术中注入 10ml 泡沫硬化剂;C. 介入硬化治疗 2 次,术后 2 个月复查,静脉畸形病灶较前明显缩小

(三) 无水乙醇

1. **概述**　无水乙醇是临床应用较为长久的硬化剂,作用强烈。其治疗静脉畸形的作用机制主要是破坏血管内皮细胞,使血红蛋白变性,内部永久性血栓形成、纤维化,从而达到栓塞回流静脉及病变腔隙的治疗目的。由于其价格低廉,体内代谢速度快,且硬化治疗静脉畸形具有良好的效果及最低的复发

率,因此临床应用越来越广泛,主要用于治疗回流速度较快(Ⅲ型和Ⅳ型)和范围广泛的静脉畸形。术前经皮穿刺行静脉畸形造影,不仅可以明确诊断,还可明确病变腔的大小、数目、回流静脉的数量及静脉回流速度,对估计硬化剂用量及并发症的预防有重要意义。无水乙醇可单独使用,也可与其他硬化剂如平阳霉素或聚桂醇联合使用,以减少用量。由于无水乙醇作用强烈,如果渗入皮下或注入正常组织会造成严重后果,所以一定要由非常有经验的介入专家使用其治疗脉管畸形。当瘤体位于四肢、口腔、鼻咽部、会阴、手指、手掌、足底等部位时,使用无水乙醇硬化治疗的并发症会较高,尤其瘤体靠近主要的神经时,会造成相应的神经功能障碍。图 7-2-5 显示 1 例 10 月龄患儿左手静脉畸形应用无水乙醇治疗。

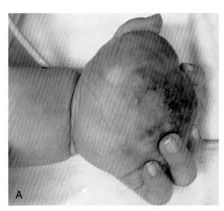
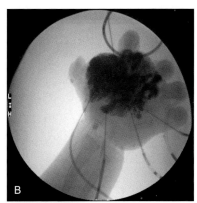
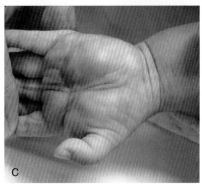

图 7-2-5 左手静脉畸形

A. 10 月龄患儿,出生时发现左手掌青色肿物,渐增大;B. DSA 引导下经皮介入硬化治疗,术中使用无水乙醇 8ml + 超液化碘化油 1.6ml 混悬液;C. 介入硬化治疗 2次,术后 6 个月复查,静脉畸形病灶较前明显缩小

2. 药物配制　由于无水乙醇无法在透视下可见,使用时通常需配制碘化油,无水乙醇跟碘化油体积比以 5∶1 的比例配制。当然,配制碘化油会降低无水乙醇的浓度,所以使用时可以刚开始注射的为配有碘化油的无水乙醇,示踪后再使用无水乙醇。

3. 操作要点　无水乙醇对组织的破坏作用强烈,稍有不慎则会导致严重并发症,故提倡在 DSA 引导"直视"下操作。操作步骤:术区消毒铺巾,以蝶形针经皮穿刺,进针尽可能深在,调整针的深度及方向,直至有血液自蝶形针的连接管自动流出。注射造影剂,直至回流静脉显影,此时记录造影剂的用量,造影剂量的 1/2~2/3 为无水乙醇的注射剂量。对于累及多个解剖区域的巨大静脉畸形,可在一次治疗过程中对不同区域的病变同时注射,但一次最大剂量不超过 1ml/kg。将无水乙醇快速注入病变腔隙后,观察患者血压及心率的变化。如果血液回流速度快,注射时要压迫回流静脉,避免无水乙醇短时间大量进入肺循环,降低肺动脉痉挛、肺动脉高压及肺动脉栓塞等并发症的发生率。术前、术后注射地塞米松,可减轻组织水肿。注射剂量超过 0.5ml/kg 者,术后需监测血压、尿量,经静脉给予平衡液、碳酸氢钠碱化尿液,预防血红蛋白尿引起的急性肾衰竭,并给予适量抗生素预防感染。

无水乙醇注射过程中应特别注意以下几点:①确保无水乙醇注射于病变腔,而非周围组织及重要的血管内,因此在 X 线透视下操作非常重要(图 7-2-6)。②对面部中上 1/3 的静脉畸形施行无水乙醇注射时,应时刻牢记有发生海绵窦意外栓塞的可能。为避免发生意外,在注射无水乙醇前,除常规行病变穿刺造影外,需仔细分析 DSA 动态图像,排除静脉畸形和海绵窦直接相通,治疗前务必先给予试验剂量的硬化剂。③腮腺区及面神经分支附近的注射要慎重,以免损伤面神经,引起永久性面瘫。此部位静脉畸形的治疗可先以无水乙醇栓塞回流静脉后,再以平阳霉素硬化病变腔。④对Ⅲ、Ⅳ型静脉畸形行硬化剂注射时,应压迫回流静脉,延长硬化剂在病变腔的滞留时间,预防肺动脉痉挛、肺动脉栓塞或肺动脉高压并发症的发生。⑤ 1 次注射量超过 0.5ml/kg,可能出现血红蛋白尿,此时应静脉给予平衡液或碳酸氢钠,预防肾衰竭。每次注射剂量最多不超过 1ml/kg。⑥病变位于舌、口底、咽旁及软腭者,治疗前应对患者术后的呼吸道情况进行充分估计,必要时行预防性气管切开,或术后留置气管插管 2~3 天,预防术后组织肿胀导致的上呼吸道梗阻。⑦术后观察患者生命体征,尤其是呼吸及血压。

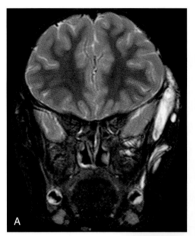
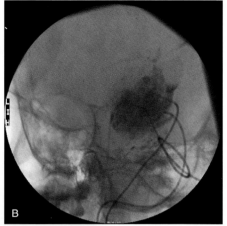
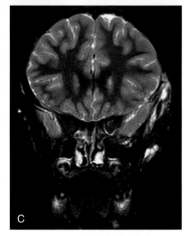

图 7-2-6 左颞部静脉畸形

A. 1 岁患儿,出生时发现左颞部肿物,MR 扫描示左颞部 T_2WI 高信号影;
B. DSA 引导下经皮介入硬化治疗,术中使用无水乙醇 5ml+超液化碘化油 1ml
混悬液;C.介入硬化治疗 2 次,术后 6 个月复查,静脉畸形病灶较前明显缩小

三、常见并发症及处理

1. **过敏反应** 过敏反应无疑是与硬化剂相关。过敏反应发生率约
0.3%,任何硬化剂均可引起,通常在治疗后 30 分钟内发生,但亦可以发生于
更晚期。所有清洁剂类硬化剂均有重度过敏反应的报道,泡沫性硬化剂所致
变态反应的发生率低于液体硬化剂。可能是 IgE 或 IgG 介导的内皮细胞受刺
激活化和 / 或血管旁肥大细胞释放组织胺所致。处理过敏反应的关键是尽早

发现,每个治疗室应备有治疗这些并发症的预备方案和复苏设备,医务人员应熟悉基本抢救复苏技术,备有急救药和氧气,应知道如何和急救部门联系。当然必须告知患者硬化治疗中潜在的过敏风险。

过敏反应的临床表现包括气道水肿、支气管痉挛和循环衰竭。早期的症状和体征可较轻微,包括焦虑、瘙痒、喷嚏、咳嗽、荨麻疹、血管性水肿、喘息和呕吐,进而发生循环衰竭和心力衰竭。因为存在血管性水肿或支气管痉挛的可能性,所以每例患者应在呼吸正常时于颈部和胸部听诊以检查喘鸣音和哮鸣音。

大多数时候,表现为轻微的局部或全身荨麻疹。局部荨麻疹在注射后立即出现,一般在治疗后 30 分钟消失,可使用口服抗组胺剂治疗;但是,如果存在喘鸣音,则应肌注苯海拉明和静脉注射皮质类固醇。据估计硬化治疗后支气管痉挛发生于 0.001% 的患者,对吸入支气管扩张剂或静脉注射氨茶碱有效。全身反应者应皮下注射肾上腺素 0.2~0.5ml,间隔 5~15 分钟重复 3~4 次;静脉注射抗组织胺剂和类固醇。对严重反应者必要时行气管插管,采用急救措施。

2. 深静脉血栓形成和肺栓塞 深静脉血栓形成和肺栓塞的个别病例已经被报道,必须采取预防措施。已经发现过量的硬化剂增加了深静脉血栓形成的发生率。术前停用口服避孕药。存在血栓形成倾向以及存在深静脉血栓形成和肺栓塞个人史甚至家族史的患者必须得到更多的关注。对于使用低分子肝素或口服抗凝剂进行预防是一种极具吸引力的选择。

为了减少深静脉血栓的发生,Myers 等认为应使用高浓度的硬化剂、被治疗的静脉直径不应超过 5mm、泡沫用量应限制在 10ml 之内。术中要求患者反复足部背屈,有助于驱除进入深静脉内的硬化剂。治疗后患者先步行走动 15~30 分钟后再离开治疗区,步行有助于减缓浅表静脉的压力,增加流入深静脉系统内的血流。治疗后患者一般穿 Ⅰ 级弹力袜(20~30mmHg)或 Ⅱ 级弹力袜(30~40mmHg)2 周,术后 7 天内白天和夜间全天持续穿着。小规模的研究证明硬化治疗后穿阶梯弹力袜能改善疗效,缓解硬化疗法引起的不适,降低术后深静脉血栓形成的风险。治疗后 1~2 周每天户外活动至少 30~60 分钟,应避免热水浴、蒸汽浴等,因为热会使静脉扩张,亦应避免举重,特别是隐股静脉结合处功能不全者,宜对患者提供书面建议。

已报道深静脉血栓形成的每个病例在 3 个月内均无症状亦不导致后遗症。通过弹力袜或绷带压迫以及运动锻炼后缓解,多无需使用抗凝剂。但必须强调治疗后常规超声检查的必要性。

3. 血红蛋白尿　血红蛋白尿是由无水乙醇引起的急性溶血,当大量红细胞在血管内溶解破坏时,血浆游离血红蛋白明显增多。超过结合珠蛋白结合能力及近端肾曲管的重吸收能力,则出现血红蛋白尿。血红蛋白尿往往呈一过性。一般术后 0.5~1 小时内出现,尿液呈咖啡色或酱油色,8~12 小时后即可消失。此并发症与无水乙醇的注射剂量有关,当无水乙醇一次注射量超过 0.5ml/kg 时,血红蛋白尿的发生率明显增加。所以,一次注射量超过 0.5ml/kg 的患者,术后应监测尿量,并给予平衡液或碳酸氢钠以碱化尿液,预防血红蛋白尿引起的急性肾功能损害。

4. 肺动脉高压　无水乙醇硬化治疗静脉畸形可导致肺动脉痉挛、肺动脉栓塞及心肺衰竭等严重并发症。原因为大剂量无水乙醇短时间快速进入肺循环系统所引起,因此提倡注射前要进行病变腔造影,明确病变范围及回流静脉情况。如果静脉回流速度快,无水乙醇注射时可压迫回流静脉,以预防此并发症的发生。有条件的话,当无水乙醇注射量估计超过 0.5ml/kg 时,应该监测肺动脉压。

5. 神经并发症　神经并发症包括短暂性视觉障碍、偏头痛、类似于或实际的短暂性脑缺血发作或卒中等症状,见于所有硬化剂,但更多见于泡沫硬化剂。神经并发症的形成机制仍然不太清楚,考虑为气体栓塞可能,可能是气泡经右向左循环分流的通路(卵圆孔未闭或肺动静脉瘘)导致的大脑气体栓塞。卵圆孔未闭在普通人群的发病率为 15%~25%。心脏科医生将盐水和空气混合物注射入臂部静脉用于超声诊断卵圆孔未闭,发生短暂性视觉障碍者极少见。因此,如果气体栓塞是发病机制的话,那么短暂性视觉障碍的发生率要比已经观察到的要多得多。另一方面,短暂性视觉障碍也可发生于液体硬化剂注射后。即使短暂性视觉障碍在临床上确实令人忧虑,但重要的是,使患者了解这纯属短暂现象以打消疑虑、恢复信心是很有必要的。

短暂性视觉障碍一般表现为闪光幻视、视力模糊乃至一过性黑矇,持续不超过 2 小时。出现盲点者多伴有其他视觉异常如视野局部模糊不清和不规则彩色图案。短暂性视觉障碍可合并头痛、恶心和血管迷走神经性晕厥。一些病例可发生眼性偏头痛,发生率低于 0.1%。短暂性视觉障碍可在后续的硬化治疗过程中再次出现。

在注射泡沫时下肢抬高 30°~45° 并保持这种姿势 5~10 分钟时,注射泡沫后患者仰卧 30 分钟,可避免此类并发症的发生。采取这个动作的目的在于使

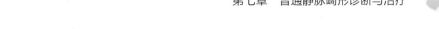

下肢内的泡沫散布全身之前恢复为液体状态。

也有人认为使用 CO_2 泡沫可减少神经并发症的发生，但对于这一点并未达成共识。

6. 血栓性浅静脉炎　血栓性浅静脉炎的发生率中位数为 4.7%（范围 0~25.0%），后期（超过 30 天后）血栓性浅静脉炎的发生率为 1.3%~10.3%。泡沫硬化治疗后血栓性浅静脉炎的发生率与外科手术和液体硬化治疗相比并无差异。

血栓性浅静脉炎为浅表静脉的炎症和血栓形成，表现为沿受累静脉分布的疼痛、灼热、皮肤红斑的索条状物，经常误为急性蜂窝织炎。常发生于治疗后数周内，累及注射治疗部位的静脉。血栓性浅静脉炎是一种炎症性病变，但在大多数病例中未发现感染，因此无需静脉内抗生素治疗。硬化疗法引起的静脉炎使用非甾体抗炎药和压迫疗法处理。硬化治疗期间同时使用口服避孕药和激素替代治疗可增加血栓性浅静脉炎的发生率，甚至发生深静脉血栓形成，因此应避免使用这些药物。通常也发生于硬化治疗后未被充分硬化的血管。

拟诊为血栓性浅静脉炎时，使用彩超检查以确定上行性血栓性浅静脉炎。如果隐股静脉连接点或隐腘静脉连接点受到威胁，适当时应给患者使用低分子肝素。血栓性浅静脉炎的许多患者在数月后可完全再通，在此之前不能予以决定性治疗。可通过压迫和使用镇痛剂、非甾体抗炎剂治疗。如果静脉或曲张静脉内含有大量血栓，在治疗后 1~2 周内受累静脉可在超声控制下和少许局部麻醉药下使用粗针（19G.）引流，其优点在于可迅速去除可触及的硬结。对于治疗后 6 个月内仍未能吸收的患者，可在血栓性浅静脉炎近端和远端予以硬化治疗。

对血栓形成风险高的患者（妊娠、高凝状态、不能活动、治疗后远程旅游），治疗时考虑预防性应用低分子肝素。使用适量的合适浓度的硬化剂，治疗后加压包扎、使用Ⅱ级医用弹力袜和活动有助于预防并发症的发生。

7. 色素沉着　色素沉着过度的发生率在 0.3%~10% 之间。一般说来，这种现象减退缓慢。色素沉着的发生率可能在泡沫硬化治疗后高些。

色素沉着主要原因是炎症诱导的黑素生成、红细胞外溢、血栓退化以及继发的含铁血黄素沉积。炎症的发生率与所注射的硬化剂作用的强弱、浓度的高低和剂量的大小有关。微血栓的存在是硬化治疗后色素沉着的重要影响因素。血栓形成不能被完全阻止，但应使之尽可能少发生。硬化剂的效力过强、浓度过大和注射剂量过多可使血栓增大。因此，建议使用最低有效剂量和浓度。早期通过小切口清除微血栓可显著减轻色素沉着的发生。使用医用弹力袜的压迫治疗可使色素沉着的发生率明显下降。微血栓形成和大多数色素沉着均随着时间的延长而消失，通常于 6~12 个月内自行消失，个别情况下会持续一年。

8. 毛细血管扩张性血管丛生　毛细血管扩张性血管丛生定义为毛细血管扩张和静脉曲张治疗后新出现的色泽鲜红的毛细血管扩张，是硬化治疗和外科治疗后一种影响美观的不良反应。一般地，毛细血管扩张性血管丛生在治疗后 3~6 周出现，多在 3~12 个月后自行缓解，仅 20% 的患者无限期地持续下去。毛细血管扩张性血管丛生很可能是与局部静脉压的增高、炎症的程度和血栓的数量成比例的血管新生。由于这些原因，毛细血管扩张性血管丛生更多地继发于泡沫硬化治疗。发生毛细血管扩张性血管丛生的危险因素包括肥胖、使用雌激素／促孕激素、毛细血管扩张家族史以及长期毛细血管扩张（平均 17 年）。

毛细血管扩张性血管丛生的治疗较为棘手。根据经验，建议等待观察，仅对在 6 个月至 1 年后持续存在的毛细血管扩张才使用作用弱的硬化剂（如铬酸甘油，甚至予以稀释）以小剂量、低浓度试行治疗。对于无效的病例，激光可能是有益的选择。

9. 皮肤坏死　在 Jia 等的系统评价中，在 5 项英语病例系列研究包括的 781 例患者中皮肤坏死的发生率中位数为 1.3%（0.3%~2.6%），在 5 篇会议摘要或非英语研究中包括的 766 例患者中皮肤坏死的发生率中位数为 0（范围 0~0.2%）。其风险主要与硬化剂类型及其浓度、硬化剂溢出血管外、动脉内注射及硬化剂经动静脉吻合扩散等因素有关。在个别病例中，皮肤坏死被描述为药物性皮肤栓塞（embolic cutis medicamentosa）。意外的动脉内注射是引起皮肤坏死和溃疡的主要原因之一。尽管这是继发性并发症，但典型的临床表现——溃疡在治疗后 1 周才能观察到。

对于硬化剂血管外注射引起的皮肤坏死，可使用透明质酸酶促进药物在组织中的扩散渗透，增强组织对药物的吸收。对于意外动脉内注射引起的皮肤坏死，有报道称可使用伊洛前列腺素（iloprost）。但形成的溃疡面积较大者只有植皮。

10. 其他并发症　一些患者在治疗后可出现胸闷或咳嗽，认为是泡沫在肺部的直接效应，也可发生于液体硬化剂注射后，约 30 分钟后缓解，治疗后再仰卧一段时间是有益的。据报道使用二氧化碳泡沫后视觉障碍和胸部症状的发生率降低。

其他硬化治疗后的短暂不良事件包括注射部位疼痛、肿胀、硬结,轻微心血管反应和味觉异常、恶心。罕见血管迷走神经性晕厥。控制疼痛、观察患者对治疗的反应以及患者取卧位行硬化治疗可很好地预防血管迷走神经性晕厥。偶见出现胫神经或腓神经损伤的报道,为穿刺时误伤所致。

（李海波　郭　磊　张　靖）

参 考 文 献

1. Schumacher M, Dupuy P, Bartoli JM, et al. Treatment of venous malformations: first experience with a new sclerosing agent-amulticenter study. Eur J Radiol, 2011, 80: e366-e372.

2. Miyazaki H, Ohshiro T, Watanabe H, et al. Ultrasound-guided intralesional laser treatment of venous malformation in the oralcavity. Int J Oral Maxillofac Surg, 2013, 42: 281-287.

3. 张靖, 李海波, 周少毅, 等. 儿童静脉畸形介入治疗硬化剂无水乙醇与平阳霉素效果的对比研究. 中华放射学杂志, 2012, 46: 350-353.

4. Lidsky ME, Markovic JN, Miller MJ Jr, et al. Analysis of the treatment of congenital vascular malformations using a multidisciplinary approach. J Vasc Surg, 2012, 56: 1355-1362; discussion 1362.

5. Lambot-Juhan K, Pannier S, Grevent D, et al. Primary aneurysmal bone cysts in children: percutaneous sclerotherapy with absolute alcohol and proposal of a vascular classification. Pediatr Radiol, 2012, 42: 599-605.

6. Zhang J, Li HB, Zhou SY, et al. Comparison between absolute ethanol and bleomycin for the treatment of venous malformation in children. Exp Ther Med, 2013, 6: 305-309.

7. 李龙, 李彦豪, 曾欣巧, 等. X线透视引导下下肢静脉曲张泡沫硬化治疗的技术方法和疗效观察. 中华放射学杂志, 2010, 44: 1180-1184.

8. Puig S, Aref H, Chigot V, et al. Classification of venous malformations in children and implications for sclerotherapy. Pediatr Radiol, 2003, 33: 99-103.

9. Do YS, Yakes WF, Shin SW, et al. Ethanol embolization ofarteriovenous malformations: interim results. Radiology, 2005, 235: 674-682.

10. 李海波, 张靖, 周少毅, 等. DSA引导下泡沫硬化剂治疗儿童静脉畸形的临床观察. 介入放射学杂志, 2013, 22: 738-741.

11. Lee IH, Kim KH, Jeon P, et al. Ethanol sclerotherapy for the management of craniofacial

venous malformations: the interim results. Korean J Radiol, 2009, 10: 269-276.

12. Rabe E, Pannier F. Sclerotherapy in venous malformation. Phlebology, 2013, 28: 188-191.

13. Aboelatta YA, Nagy E, Shaker M, et al. Venous malformations of the head and neck: A diagnostic approach and a proposed management approach based on clinical, radiological, and histopathology findings. Head Neck, 2014, 36 (7): 1052-1057.

14. 郑家伟, 赵怡芳, 秦中平, 等. 口腔颌面—头颈部静脉畸形诊治指南. 中国口腔颌面外科杂志, 2011, 6: 510-517.

第八章

其他类型静脉畸形诊断与治疗

第一节　球形细胞静脉畸形

一、概述

球形细胞静脉畸形（glomuvenous malformation，GVM）之前曾被误称为"血管球瘤"或家族性"血管球瘤病"。在 2016 年国际脉管性疾病研究学会（ISSVA）的分类中属于静脉畸形的一种特殊类型，属低流量血管畸形。最早由 Touraine 在 1936 年描述，该病变好发于皮肤和皮下脂肪，但也可发生于肌肉内。GVM 病变可单发或多发，无显著性别差异。Boon 等报道了 1 695 例静脉畸形（VM），GVM 占比达 5.1%。目前，尚未见黄种人 GVM 占 VM 比例的报道，而多种血管性疾病在白种人和黄种人中的发病率是有明显差异的，如婴幼儿血管瘤，白种人发病率显著高于黄种人。

二、病因与病理

发病原因为肾小球蛋白基因功能完全区域性丧失，多数 GVM 具有常染色体显性遗传特点，突变基因的外显率非常高。CVM 最初被认为与 lp21-22 有关，后来通过定位克隆技术证明，GVM 是由名为"肾小球蛋白"的基因（CLMN）发生突变引起的。通过基因检测可以证明，所有遗传性 GVM 都存在肾小球蛋白基因突变。到目前为止，已对 162 个 GVM 家族的个体指标进行了研究，已经明确的 40 个不同的胚系突变被认为是导致肾小球蛋白基因功能丧失的原因。

GVM 的组织病理学特征为静脉样管腔，壁薄、大小不一。GVM 与局部散发型 VM 很相似,但 CVM 可见单层或多层较为一致的立方形嗜伊红染色血管球细胞,表面被非正常的平滑肌覆盖。一些血管也可以像在其他 VM 中一样,由不同厚度的平滑肌覆盖。血栓机化与静脉石常见,超微结构观察发现,血管球细胞被增厚的基板包绕,并且以短小圆钝的突起相互交叉。细胞质内含多束致密体的肌动蛋白细丝,嵌入细胞质膜上的致密附着斑,与不成熟的平滑肌细胞相似。血管球细胞对波形蛋白和平滑肌肌动蛋白(有时对肌间线蛋白)的免疫反应呈阳性(图 8-1-1)。

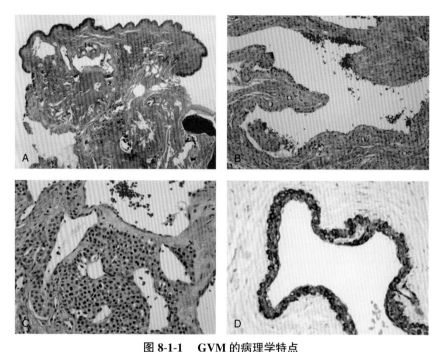

图 8-1-1　GVM 的病理学特点

A. 皮下组织中可变大小的血管腔;B. 血管被覆不规则平滑肌和立方状肾小球细胞;
C. 聚焦大量血管球状细胞;D. 血管球细胞对平滑肌肌动蛋白免疫反应呈阳性

GVM 需要与血管球肿瘤相区别。病变好发于成人,指甲下方可见边界清楚的簇状和片状血管球细胞增殖,不包括异常静脉成分。部分 GVM 的血管球细胞向平滑肌细胞发生明显转化,并且与平滑肌细胞混合排列,被称为"血管球肌瘤"。其他与 GYM 相似但可见大量小的纺锤形血管球样细胞的病变,有学者称之"血管外皮细胞瘤",偶可见非典型的恶性血管球肿瘤。

GVM 的确诊需依靠病理检查。普通 VM 由扁平内皮细胞组成的扩张的薄壁血管构成,周围血管外基质通常存在不同程度的平滑肌细胞缺失。而

GVM 则表现为静脉样管腔周围由界限不清的平滑肌样球形细胞包绕,因此球形细胞的出现是诊断 GVM 的特征性标志。过去这种病变类型被称为多发球细胞肿瘤或血管球瘤,但这种类型的病灶并不是肿瘤,因此之后人们更准确地称之为 GVM。

三、临床表现

一半的遗传性 GVM 患者在出生时不能确诊,只有在后期才出现症状,常为多发,范围较小,分布于全身各处,最常见的部位为四肢。散发的 GVM 出生时即可发生。一些病变内血管球细胞很少,容易与散发的 VM 混淆。两者在外观上相似,常常被误诊,两者均可表现为蓝紫色血管团块,但 GVM 通常是分散的结节状或者局限的斑片状,颜色从粉红色到深紫蓝色不一,有明显的凸起,呈过度角化的鹅卵石样外观,可见病灶表面存在密集的、紫红色丘疹样"小血疱",触诊时疼痛明显,这种疼痛可能是自发的,也可能是由于温度和压力的变化或者由于创伤引起的。病灶不能完全被压缩。可以表现为单个几毫米的病变,通常小于 1cm,或者出现覆盖整个肢体的巨大复合病变,病变的颜色、大小、部位和疼痛也变化多样(图 8-1-2),随着年龄的增加,病灶逐渐增多,范围增大。GVM 多累及皮肤黏膜及浅筋膜层,近年研究发现其也会累及肌肉和骨关节。对于以结节表现为主的 GVM,还需要与其他静脉畸形相关综合征进行鉴别,如蓝色橡皮疱样痣综合征和马富奇综合征。GVM 还可能合并其他组织器官的病变,如合并大血管转位、多发性手指、皮痣、秃发、虹膜异色症和腹部脂肪母细胞瘤等。上述各种病症是十分罕见,目前病因及机制未明。

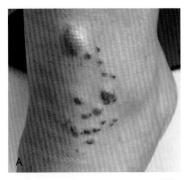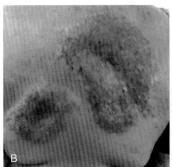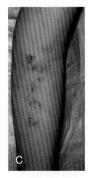

图 8-1-2　GVM 临床表现

A. 踝关节 GVM,分散的结节状;B. 前胸壁 GVM,局限的斑片状;C. 前臂 GVM,混合型

四、诊断

GVM 需要与普通静脉畸形（VM）鉴别，在自然病史和病灶外观上较为相近，但在病理特征上存在明显差异。MRI：表现为累及浅表软组织的结节性、强化、T_2 高信号病灶，结节与小静脉连续。肌内病灶通常外观类似散发性静脉畸形。增强后显示小的扩张或囊状，引入纤细的皮肤静脉，每个间隙之间基本上不相连（图 8-1-3）。

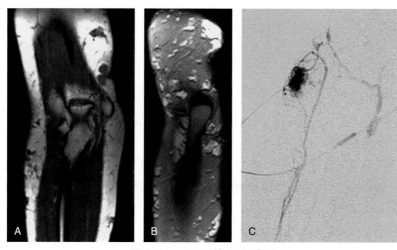

图 8-1-3　GVM 的 MRI 表现

A. T_1 加权冠状图像显示皮下脂肪勾勒出结节；B. 脂肪饱和的 T_2 加权图像显示了相应的 T_2 高强度；C. 经皮造影剂注射到皮肤结节中显示出小静脉湖排入正常的细小皮肤静脉

五、治疗

GVM 的治疗原则与普通 VM 相同，因不造成功能障碍，所以以改善外观为主。有症状的单发 GVM 首选手术切除，病灶累及范围较大时，完全手术切除是极为困难的。因此，仍以血管内治疗和激光治疗为首选。硬化剂可选择无水乙醇或聚多卡醇，但需要注意的是，与普通 VM 相比，GVM 通常血流更为缓慢，皮肤更为菲薄，使用无水乙醇治疗时，如在浅层积聚过量或时间过长，易出现组织坏死，因此需要更深层次和更少剂量的注射。聚多卡醇不易造成坏死，但硬化效果弱于无水乙醇。对于大面积的病灶，血管内治疗需要相当多次数，才能显著减少病灶，因此患者难以坚持。长脉宽 1 064nm Nd：YAG

激光对于表浅 VM 效果良好,对于 GVM 同样如此,但浅表病灶治疗后,出现色素沉着是难以避免的。595nm 脉冲染料激光和 Nd：YAG 双波长激光治疗 GVM,获得了较好的改善。腔内激光治疗有可能改变大面积 GVM 治疗的窘境。GVM 多位于四肢躯干,且仅累及皮肤和皮下组织,只要具有适当的厚度,使用腔内激光进行较大范围治疗就有可能显著减少治疗次数。而硬化剂受限于单次剂量,不能一次性大面积治疗。

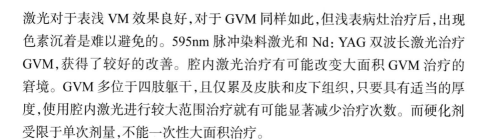

第二节　蓝色橡皮疱样痣综合征

一、概述

蓝色橡皮疱样痣综合征(blue rubber bullous nevus syndrome,BRBNS)是一组以皮肤和消化道不规则蓝斑或点状黑痣的静脉畸形同时伴有消化道出血为特征的综合征,由 Bean 于 1958 年描述并命名。临床上极为罕见,发病率仅 1∶14 000。

此病属于先天性静脉发育畸形,多发于婴幼儿及青少年早期,病灶的数量和大小随年龄的增长而增加,不会自行萎缩。位于皮肤的病变多为静脉畸形或静脉扩张,一般不引起出血。而位于消化道则易出血,多数患者以贫血为主要和首发症状,亦有少数因其他症状就诊,如癫痫、共济失调、痴呆、视力减退、泌尿系统症状等,取决于病变部位不同所致,如病变位于腮腺、脑、肝脏、脾脏、关节等,因此有观点认为本病是一种全身性疾病。

二、病因与病理

本病的病因尚未完全阐明,早期认为属常染色体显性遗传病,是由于 9 号染色体短臂的基因突变所导致,其中包括 α 和 β 干扰素基因簇及肿瘤抑制基因 MTS1 和 MTS2。而亦有研究认为此病可能是一种非遗传性疾病,由胚胎期发育和分化过程中组织结构错位或发育不全所致,其本质是弥漫性复杂的静脉畸形,而非典型的血管瘤。BRBNS 无特殊病理学表现,皮肤病变呈圆顶形,可累及真皮和皮下组织。真皮浅层的静脉样管腔异常增大,管壁变薄,平滑肌明显减少或消失。深部发育异常的管腔间由纤维组织分隔。大部分病变可出现血栓机化,血管内乳头状内皮细胞增生;也可出现营养不良性钙化。被覆的表皮表现为增厚和增生。发生于肠的病变与皮肤病变十分相似,病变主要发生在黏膜下层,很少累及黏膜,可与管腔局部的肌层和黏膜肌层融合。部分病变可累及肠道全层,包括肠系膜。CD31 和 CD34 内皮细胞免疫反应阳性。Prox1 内皮细胞免疫反应也呈阳性,而其他淋巴管内皮细胞标志物如 D2-40 和 LYVE-1 免疫反应则为阴性。发生于小肠系膜的小的淋巴囊肿十分罕见,病变偶尔也会累及黏膜和内脏。

三、临床表现

1. **皮肤表现**　典型的皮肤病变从针眼大小到直径 1.5cm 大小不等,呈紫蓝色、质实、圆形、有弹性(橡皮样),散在于躯干和四肢各处。病灶大致表现为 3 种形式:①较大畸形海绵状静脉畸形(图 8-2-1)。②血囊,外观如蓝色的橡皮乳头,覆盖着奶白色的薄的皮肤组织。这些病变挤压去尽内含的血液,解除压力后,通过逐渐涌入的血液,病变从不规则的杂乱和皱褶状态恢复到膨胀状态。③此类主要形式为不规则蓝色印记,有时是小的黑色斑点(图 8-2-2),与邻近正常皮肤融合,从淡蓝色到白色有一系列颜色过渡。这种病变只在很大的时候才会凸出皮肤,小的病变在按压时会变白。

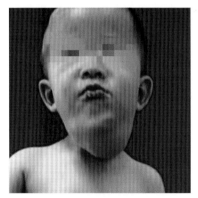

图 8-2-1　BRBNS 呈大范围
静脉畸形表现

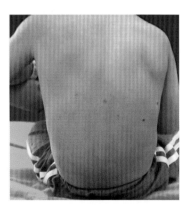

图 8-2-2　BRBNS 呈黑色斑点
皮肤改变

2. **出血及贫血症状**　多数患者以贫血为主要和首发症状,亦有少数因其他症状就诊,如癫痫、共济失调、痴呆、视力减退、泌尿系统症状等。长期慢性消化道出血和缺铁性贫血,可发生于口腔至肛门任何部位,主要见于小肠其次为结肠、直肠,病变可与黏膜相平或呈息肉样突起。临床上很难预测多少病变出血,即便存在广泛的病变,也可能只表现为贫血、正常大便、黑便或便血。当泌尿系统、鼻黏膜、肺、支气管、脑等组织部位存在病变时,也可能表现为其他出血症状,如咯血、鼻出血、血尿等。

3. 腹痛及其他症状 小肠病变可能是肠套叠的诱因,此种并发症具有自限性,会引起间歇性腹部疼痛,或表现为需手术干预的急性肠套叠。脑部病变可能出现脑组织占位性神经功能障碍、反复少量出血亦可诱发癫痫发作、偏头痛。眶周及视网膜周围病变可能出现视力减退、斜视、眼压增高等。由于本病是一种全身性疾病,临床表现可涉及多个系统,临床工作中需仔细辨别、查体。

四、诊断

由于本病属全身性疾病,其诊断主要依靠临床表现,但个体表现差异较大,除典型皮肤改变及消化道出血等临床表现外适当辅助检查有助于鉴别诊断。

1. 超声 皮肤及皮下组织的静脉畸形,灰阶及彩色多普勒超声频谱分析组合检查容易明确诊断。局部病灶通过超声呈现低回声或无回声的血管分隔,超声频谱分析可发现静脉波形。静脉石表现为同心圆状的钙化并产生声影。以上这些表现可以跟动静脉畸形鉴别,动静脉畸形则表现为高流量的血流信号。超声具备无创、快捷的特点,但当病灶位于内脏特别是胃肠道时,超声具有局限性,且对于全身性病灶整体评估不足。

2. CT检查 CT与传统X线检查通常能显示圆形层状钙化的静脉石。病灶密度类似于肌肉组织的密度,所以平扫CT与正常组织区分困难,但有助于鉴别血管瘤和软组织肿瘤。增强扫描常见不均匀延迟强化,诊断价值不如MRI。CT扫描的作用在于显示骨内病灶的骨质改变。

3. MRI检查 BRBNS是一种以全身皮肤、肌肉骨骼组织多发性进展性静脉畸形为特征的家族性疾病,且易发生在胃肠道。伴有BRBNS静脉畸形的患者的MRI图像表现为T_2加权局限性高信号,与其他形式的多灶性静脉畸形相似。在MRI上有一个典型的表现,增强扫描显示缓慢增强或部分增强,簇状充满液体的腔(图8-2-3);直接注射增强,大多数很小或根本没有明显的静脉流出。小肠病变使用CT和MRI显示不佳,增强血管造影显示同样不尽如人意,使用标记红细胞的放射性核素显像是一种有效显示内脏病变的方法。

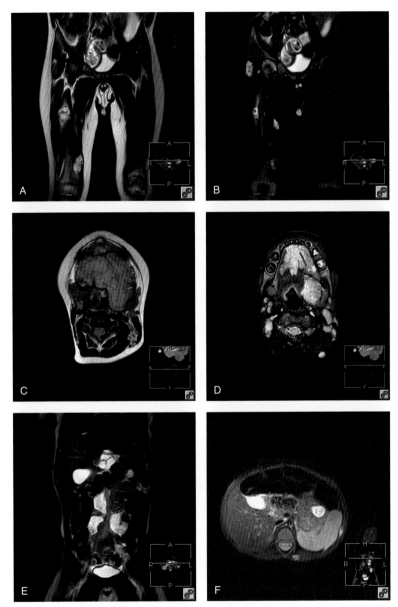

图 8-2-3 BRBNS 患者 MRI 表现

A. BRBNS 病变累及肌肉组织（T_1WI）；B. BRBNS 病变累及肌肉组织（T_2WI）；
C. BRBNS 病变累及颌面部（T_1WI）；D. BRBNS 病变累及颌面部（T_2WI）；
E. BRBNS 病变累及胃肠道（T_1WI）；F. BRBNS 病变累及胃肠道（T_2WI）

4. 消化内镜　由于本病常好发于消化道,消化内镜检查有助于明确诊断同时发现出血病灶给予相应治疗。镜下可见与黏膜相平或凸起半球形或盘状蓝色病变,全消化道内镜检查有助于全面评估病情。内镜超声可见中央散在无回声区,病变位于黏膜下。

五、治疗

目前尚无确切证据表明某种治疗方式为 BRBNS 的首选治疗,文献报道多数依据个人经验。

1. 硬化治疗　此病本质仍属于静脉畸形,硬化治疗为目前重要的治疗方法。其原理是将硬化剂直接注入病变血管内。通过其化学刺激作用造成局部血管内皮损伤,进而发生血栓、内皮剥脱和胶原纤维皱缩,使血管闭塞最终转化为纤维条索,从而达到祛除病变血管的治疗过程。常用硬化剂有博来霉素 / 平阳霉素、聚多卡醇、聚桂醇、无水酒精等。

2. 内镜治疗　有报道内镜下行注射硬化剂、套扎术、电凝术和激光凝固法控制病灶出血可获得明显效果。且有报道利用内镜下黏膜下层剥离术对部分 BRBNS 患者也不失为一种有效治疗手段,但应严格把握适应证。

3. 西罗莫司　西罗莫司近年来用于治疗复杂性血管畸形取得了良好的效果。血管内皮生长因子(VEGF)是淋巴管生成和血管生成的关键调节因子,既可作为 PT3K/mTOR 通路的上游刺激因子,也可作为下游的效应分子。西罗莫司可通过 mTOR 通路减少 VEGF 的合成,并抑制血管内皮细胞对 VEGF 的反应,从而发挥疗效。西罗莫司口服起始剂量根据不同年龄段为 0.4~1.8mg/(m^2·d),12 小时 1 次,治疗过程中需监测血药浓度使其稳定在 10~15ng/ml,同时注意不良反应的检测和处理。

4. 外科手术　外科手术一般作为最后选择,对于持续性出血的肠道病灶可局部切除,如病灶较为密集,可切除相应肠段。因病灶诱发的肠套叠大多数呈自限性,反复发作或引起局部肠段缺血坏死需行手术切除坏死肠段。多数皮肤病灶一般无需手术切除,如瘤体较大影响美观或功能,且硬化治疗、激光治疗效果不佳可姑息性切除,但术后易复发。脏器内病变无症状及功能障碍一般无需处理,反复脏器内出血并引发功能障碍者如癫痫发作的病灶可行局部切除。

5. 药物对症治疗　几乎所有的 BRBNS 患者均有贫血表现,需口服铁剂、止血剂或输血等对症处理;一些药物如类固醇激素、长春新碱、奥曲肽和干扰素等也被用于抑制血管内皮细胞生长及增殖,进而达到止血或减少出血的目的,但多数患者在停药后均复发。

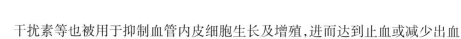

第三节 颅内海绵状静脉畸形

一、概述

颅内海绵状静脉畸形(intracranial cavernous venous malformation,IVM)旧称"海绵状血管瘤",约占所有脑血管畸形的 5%~16%,临床表现以癫痫发作、颅内出血、进行性神经功能障碍为主,男女发病率差异性尚无定论。病变常见于脑实质内,由于缺乏明显的供血动脉,病变内血流缓慢,易形成血栓而导致病变的机化和钙化。另外一部分位于脑外,尤其是海绵窦区,临床主要表现肿瘤的占位效应和被影响的颅神经功能障碍,很少出血。但此类肿瘤手术相当困难,常因术中大出血被迫终止手术,手术并发症和死亡率较高。另外,同是脑外的海绵状静脉畸形,一部分犹如巨大的搏动性动脉瘤,完全由高度充血的薄壁血管构成,手术切除十分困难;另一部分含有较多实质成分、出血相对较少,手术切除较易,预后良好。

二、病因与病理

1. **病因** 目前对于颅内海绵状静脉畸形病因尚不明确,一般认为属于先天性血管畸形,胚胎早期血管是由单纯内皮细胞构成,不能区分动脉和静脉,由单层内皮细胞构成的原始血管丛失去分化能力形成血管畸形。此外,尚有学者认为海绵状血管畸形与颅脑放疗、遗传因素、病毒感染等有关,有研究证实 20%~50% 海绵状静脉畸形有遗传因素参与,*CCM1*(*KRIT1*)、*CCM2*(*MGC4607*)和 *CCM3*(*PDCD10*)这 3 个基因中若 1 个发生突变,就会导致多灶性颅内或家族性颅内静脉畸形,其基因分析表明此病为不完全外显性常染色体显性遗传病,病变基因位于第 7 条染色体长臂上。

2. **病理** 组织病理表现为边界清楚的分叶状青紫色结节,周围有胶质细胞增生和含铁血黄素沉着形成的假包膜。显微镜下可见蜂房样大窦腔,血管壁缺乏弹力纤维。血管腔隙被纤维分隔开,血流非常缓慢,常有血栓形成。可

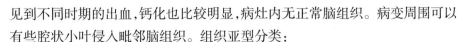

见到不同时期的出血,钙化也比较明显,病灶内无正常脑组织。病变周围可以有些腔状小叶侵入毗邻脑组织。组织亚型分类:

Ⅰ型海绵状静脉畸形:病变位于脑内,可发生在任何脑区;临床主要表现为头痛、反复癫痫发作和出血;MRI检查具有特征性,由于反复小量出血后含铁血黄素沉积,病变周围呈典型的环型或半环型低信号区,在T_2WI上与脑脊液的高信号形成鲜明对照;血管造影除肿瘤占位效应外,不能显示血管性病变的特征。术中常见肿瘤呈分叶状,与脑组织界限清楚,缺乏明显的供血动脉和引流静脉。显微镜下肿瘤由大量扩张的血管构成,血管壁仅有菲薄的胶原纤维和内皮细胞,无肌层和弹力组织,管腔内有新鲜血栓和机化血栓。

Ⅱ型海绵状静脉畸形:指位于颅内脑外的海绵状静脉畸形,生长部位多与静脉窦有关。病变多位于海绵窦区,窦汇和岩窦仅有个案报道。根据临床及病理观察可进一步分为两个亚型:

Ⅱa型海绵状静脉畸形:病变多位于海绵窦,女性多见,主要表现头痛和相应颅神经障碍,最常见单侧动眼神经麻痹,有时出现患侧眼球固定,肿瘤较大时伴有三叉神经症状。头颅CT和MRI检查表现为海绵窦区的肿块,边缘光整,周围脑组织不伴水肿,增强后肿块显著强化。术中可见瘤体呈紫色或紫红色,与脑组织无黏着。穿刺肿瘤可顺利抽出血液,无明确的实质性肿瘤成分;显微镜下肿瘤由大量扩张的薄壁血管构成,管腔内充满血液,无血栓钙化。

Ⅱb型海绵状静脉畸形:与Ⅱa型肿瘤具有基本相同的肿瘤生长部位、临床表现以及影像学检查结果,但增强CT和MRI检查时肿瘤内有不规则强化。术中肉眼无明显搏动,似有实质性肿瘤的感觉。显微镜下肿瘤亦为大量血管构成,但管壁较厚,肿瘤间质成分较多。弹力纤维染色显示肿瘤内有较多弹力纤维成分。

3. **发病部位**　McCormick等报告了510例尸检发现80例颅内海绵状静脉畸形中59例位于幕上,21例位于幕下。Yoigt和Yaargil发现76.8%的病例病变位于幕上,20.7%病例位于幕下。Giombini和Morello报道的51例颅内海绵状血管畸形中90%的病变位于幕上,10%的病变位于幕下。

三、临床表现

颅内海绵状静脉畸形临床表现差异极大,可无症状,亦可出现严重临床症状。以癫痫发作、反复头痛以及由急性出血等占位效应引起的进行性神经功能障碍等为主要临床表现。癫痫是最常见的初发症状,其次为出血。出血表现为多次出血或颅内血肿形成,颅内血肿形成约占 9%~37%。少量无症状性出血可能是引起癫痫发作的原因,因为少量出血可导致病灶周围脑实质内的进行性含铁血黄素沉着,含铁血黄素内的铁是癫痫试验模型中诱发癫痫发作的源性物质。

占位效应发生率较高与海绵状静脉畸形直接压迫周围组织有关,也可由瘤内反复出血引起。脑外型海绵状静脉畸形出血症状少见,多表现为肿瘤样慢性增大,压迫推移海绵窦内及海绵窦周围结构引起相应症状。较少见的症状有脑积水、三叉神经痛、视乳头水肿、丘脑功能障碍及进行性或短暂性神经功能损伤。

四、诊断

1. **颅骨 X 线检查** X 线检查无特异性,主要表现为占位附近骨质破坏,无骨质增生现象。可有中颅窝底骨质吸收、蝶鞍扩大、岩骨尖骨质吸收和内听道扩大等。也可有高颅压征象。8%~10% 的病灶有钙化点,常见于脑内病灶。

2. **CT 检查** 脑内型海绵状静脉畸形在 CT 上表现为界限清楚的、圆形或卵圆形的、等至高密度影,可合并斑点状钙化。除急性出血或较大的病灶外,病灶周围一般无水肿及占位效应,增强扫描病灶可有轻至中度强化。CT 骨窗像可以显示病灶周围骨质破坏的情况。对于小病灶,CT 检查结果具有提示性但特异性较低(图 8-3-1)。

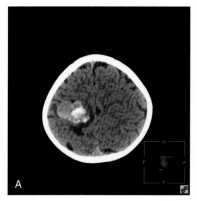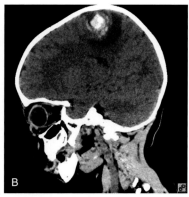

图 8-3-1 颅内海绵状静脉畸形 CT 检查
A.横断位可见右侧额顶叶类圆形高密度影,内部密度不均;B.矢状位显示
上述病灶的同时,可见后下方明显低密度水肿带

3. **MRI 检查**　MRI 检查是诊断海绵状静脉畸形的特异性方法,与病理符合率达 80%~100%,是诊断颅内海绵状静脉畸形的"金标准"(图 8-3-2)。MRI 图像上可见到不同时期出血征象,呈网格状混杂信号,并于病灶周围见特征性的含铁血黄素环。但当颅内存在大量小病灶时并无上述典型表现。T_1WI 上病灶以等、低信号为主,部分病灶可呈稍高信号,瘤灶边界可不清晰。T_2WI 上以高信号为主,其内常可见斑片及条索状低信号区,提示血栓机化、纤维化及钙化等成分存在,边界多清晰可辨。瘤灶周边组织一般不受侵犯,周围组织受其挤压可有不同程度的移位或变形。可见血流异常所致局部软组织受损征象,主要表现为周围脑组织的水肿。注射对比剂后病灶呈轻微强化或无强化。动静脉畸形(AVM)可见明显流空信号影有助于鉴别。肿瘤继发性出血或钙化性肿瘤增强扫描可见瘤体强化有助于鉴别。

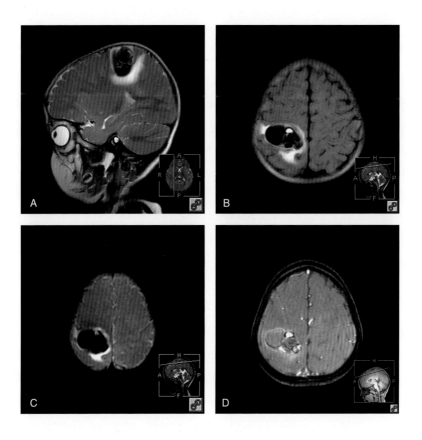

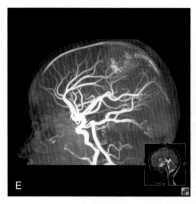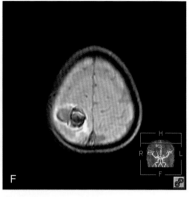

图 8-3-2 颅内海绵状静脉畸形 MRI 检查

A. T$_2$WI 矢状位可见与 CT 部位相一致的类圆形混杂信号影,伴随周围高信号水肿带;B. T$_2$WI 横断位显示病灶内信号不均,并可见水肿带;C. 磁敏感加权成像(SWI)可见病灶内广泛低信号,是海绵状血管畸形的典型表现;D. 增强扫描强化不明显;E. 磁共振血管造影(MRA)可见畸形血管团并可见汇入矢状窦;F. 横断位显示病灶

4. **脑血管造影** 多表现为无特征的乏血管病变,在动脉相很少能见到供血动脉和病理血管;在静脉相或窦相可见病灶部分染色。海绵状静脉畸形为富含血管的病变,在脑血管造影上不显影的原因可能为供血动脉太细或已有栓塞,病灶内血管太大、血流缓慢使造影剂被稀释。因此,晚期静脉相有密集的静脉池和局部病灶染色是此病的两大特征。

5. **正电子放射扫描(PET)** PET 是利用脑组织吸收放射性核素来做脑扫描成像。头颅 CT 或 MRI 可提供颅内解剖结构影像,而 PET 着重提供代谢性信息,以此来鉴别脑肿瘤和海绵状静脉畸形。脑肿瘤对放射性同位素的吸收程度很高,而海绵状静脉畸形的吸收度很低。

五、治疗

1. **外科手术** 手术切除是治疗颅内海绵状静脉畸形的首选治疗方法,但其治疗适应证尚存在争议。一般认为临床上有明显出血、不可控制的癫痫或病变位于功能区引起进行性功能障碍者须行手术治疗。病灶位于脑干者手术适应证一般为:病灶紧贴于软膜,反复出血导致神经功能障碍、病变出血多引起明显占位效应者。手术治疗的目的是全切病灶,避免再出血减少对周围正常脑实质损害。脑实质及脑室内出血的处理原则包括早期血压控制、纠正凝血功能异常、遵循控制脑疝或后颅窝占位效应引起的颅内高压为基础的循证医学指南。

2. **放射性外科手术** 是症状性颅内海绵状静脉畸形的一种替代治疗方案，但其疗效及最佳辐射剂量尚不清楚。对位置深在、邻近重要功能区、多发或无症状性海绵状静脉畸形具有定位准确、无损伤、多靶点同时治疗的优点。适应证标准为：病变直径小于4cm或颅内多发病灶；病变位于重要功能区或深在部位；无症状型或以癫痫发作为主者；中颅窝病变手术切除困难或术后残留部分；患者一般情况差，不能耐受或拒绝手术的。照射轮廓应 T_1 与 T_2 相互对照，范围需病灶外扩3~4mm，剂量以中心剂量18~24Gy，周边剂量12~18Gy较为合适，并根据病灶大小采用一次或分次治疗。

3. **保守治疗** 目前主张对无症状、偶发的颅内海绵状静脉畸形患者行保守治疗。相关性癫痫建议常规使用抗癫痫药物治疗，避免可能导致癫痫发作的药物及刺激，若癫痫发作与出血性颅内病灶相关或不适合药物治疗，应采取手术治疗以早期降低出血风险。对存在偏头痛者应同时推荐标准偏头痛治疗方案。颅内海绵状静脉畸形伴有心血管疾病的患者若存在降胆固醇指征时，应给予他汀类药物治疗，并密切随访其颅内病灶。但在没有临床证据的情况下，不推荐使用他汀类药物治疗。

（李海波　崔 伟　郭 磊　张 靖）

参 考 文 献

1. Tron AE, Arai T, Duda DM, et al. The glomuvenous malformation protein Glomulin binds Rbx1 and regulates cullin RING ligase-mediated turnover of Fbw7. Molecular cell, 2012, 46 (1): 67-78.

2. Brauer JA, Anolik R, Tzu J, et al. Glomuvenous malformations (familial generalized multiple glomangiomas). Dermatology online journal, 2011, 17 (10): 9.

3. Moreno-Arrones OM, Jimenez N, Alegre-Sanchez A, et al. Glomuvenous malformations: dual PDL-Nd: YAG laser approach. Lasers in medical science, 2018, 33 (9): 2007-2010.

4. Abbas A, Braswell M, Bernieh A, et al. Glomuvenous malformations in a young man. Dermatology online journal, 2018, 24 (10): 11.

5. Boon LM, Mulliken JB, Enjolras O, et al. Glomuvenous malformation (glomangioma) and

venous malformation: distinct clinicopathologic and genetic entities. Archives of dermatology, 2004, 140 (8): 971-976.

6. Esteves M, César A, Baudrier T, et al. A case of familial glomuvenous malformation with report of a novel genetic mutation. International journal of dermatology, 2020, 59 (1): e19-e21.

7. Brouillard P, Ghassibé M, Penington A, et al. Four common glomulin mutations cause two thirds of glomuvenous malformations ("familial glomangiomas"): evidence for a founder effect. Journal of medical genetics, 2005, 42 (2): e13.

8. Mallory SB, Enjolras O, Boon L M, et al. Congenital plaque-type glomuvenous malformations presenting in childhood. Archives of dermatology, 2006, 142 (7): 892-896.

9. Borroni RG, Grassi S, Concardi M, et al. Glomuvenous malformations with smooth muscle and eccrine glands: unusual histopathologic features in a familial setting. Journal of cutaneous pathology, 2014, 41 (3): 308-315.

10. 陈辉, 林晓曦, 金云波, 等. 球形细胞静脉畸形的临床表现, 病理特征及治疗策略// 中华医学会整形外科学分会第十一次全国会议, 中国人民解放军整形外科学专业委员会学术交流会, 中国中西医结合学会医学美容专业委员会全国会议论文集. 2011.

11. 常旭, 马建勋, 夏有辰. 西罗莫司治疗蓝色橡皮疱样痣综合征的临床研究进展. 中华整形外科杂志, 2018, 34 (7): 574-577.

12. Blue rubber bleb nevus syndrome: A case report and literature review. World Journal of Gastroenterology, 2014,(45): 476-481.

13. Yuksekkaya H, Ozbek O, Keser M, et al. Blue Rubber Bleb Nevus Syndrome: Successful Treatment With Sirolimus. PEDIATRICS, 2012, 129 (4): e1080-e1084.

14. 李红梅, 张澍田. 蓝色橡皮疱样痣综合征 1 例. 胃肠病学, 2012, 17 (1): 59-60.

15. Moore SA, Brown RD, Christianson TJH, et al. Long-term natural history of incidentally discovered cavernous malformations in a single-center cohort. Journal of Neurosurgery, 2014, 120 (5): 1188-1192.

16. Hart BL, Taheri S, Rosenberg GA, et al. Dynamic Contrast-Enhanced MRI Evaluation of Cerebral Cavernous Malformations. Translational Stroke Research, 2013, 4 (5): 500-506.

17. Dalyai RT, Ghobrial G, Awad I, et al. Management of incidental cavernous malformations: a review. Neurosurgical Focus, 2011, 31 (6): E5.

第九章

动静脉畸形诊断与介入治疗

一、概述

动静脉畸形的治疗曾经过漫长、曲折的发展过程，以往的治疗手段主要包括激光、硬化剂注射、放射治疗、手术部分切除、供血动脉结扎以及辅助性栓塞后的手术切除。动静脉畸形的治疗最先由外科医师开始，通常采用方法为供血动脉结扎和局部切除。由于供血动脉结扎后血管新生，微小的动静脉瘘口逐渐变成较大的瘘口并形成新的供血动脉，从而加重了临床症状并使进一步的治疗更加困难。单纯结扎病变近端的供血动脉，不仅不能治愈该病，相反促进病变的迅速发展，应该坚决摒弃。随着对动静脉畸形认识的深入及介入放射学的发展，介入栓塞已成为目前该病的首选治疗方法。

二、病因及病理

1. **病因**　主要是血管发育障碍。胚胎第 4~6 周时，原始血管网开始分化为动脉和静脉及动静脉之间的毛细血管网。原始动静脉并行排列，紧密邻接，如果此时血管正常发育受阻，动静脉之间形成直接沟通，其间无毛细血管网相隔，即形成动静脉畸形。有人发现动静脉畸形中的动脉已发育成熟，而静脉内皮细胞在形态上停留于胚胎时期的水平，认为动静脉畸形是静脉发育障碍所致。总之，动静脉畸形是由一团动脉、静脉及动脉化的静脉（动静脉瘘）样血管组成，动脉直接与静脉交通，其间无毛细血管网。

2. **病理生理**　动静脉畸形（arteriovenous malformations，AVM）以往称为

165

蔓状血管瘤,是由于胚胎期脉管系统发育异常而导致动脉和静脉直接吻合所形成的血管团块,内含不成熟的动脉和静脉,动静脉之间存在不同程度的直接交通,没有毛细血管。畸形血管团内有动静脉瘘形成,尤其瘘口大者,病灶内血流阻力降低,血流量增大,造成供血动脉增粗、增多、扭曲,并窃取大量邻近正常组织供血(即为"盗血"现象),以满足病灶的高流量血供。回流静脉主要为颈外静脉和颈内静脉,其内压力增高、流速加快,随之逐渐扩张,形成静脉动脉化。

三、临床表现

头颈部约占全身体表面积的 14%,但 50% 的软组织动静脉畸形发生在该区。尽管动静脉畸形是先天性疾病,但仅有约 60% 是在出生时即被发现,其余在儿童期或成年后才逐渐显现。病灶通常随身体发育而成比例增长,可长期保持稳定,也可在短期内迅速增大,这种情况通常出现在外伤、青春期或孕期体内激素变化及不恰当的治疗,如病灶的次全切除、供血动脉结扎或堵塞之后。

颅面部软组织动静脉畸形主要表现为界限不清的软组织膨隆,表面皮肤颜色正常,或伴毛细血管扩张,或暗红色。病灶及周围区域内可见念珠状或条索状迂曲的粗大而带搏动的血管,表面温度明显高于正常皮肤,可扪及持续性震颤,局部可闻及连续性吹风样杂音,这些体征提示其具有动静脉瘘和高血流量的特点。局部病灶组织可明显扩张增大,少数患者的耳、鼻、唇或四肢受累后体积逐渐增大,甚至扩大为原来的数倍,外观遭到完全破坏。病变后期,特别是在颈外动脉结扎后,表面可由于明显的盗血而出现溃疡或坏死、颈静脉怒张、上腔静脉压力增大并致心界增宽,出现心衰。颌骨内动静脉畸形是发生在颌骨骨髓的中央性病变,以往被称为颌骨中心性血管瘤。女性多见,多为先天性病变,也可继发于颌骨外伤之后。主要危害是反复、少量的自发性出血或难以控制的急性出血。急性出血主要发生在儿童替牙期,特别是 10 岁左右,多数因拔除松动牙引起,可由乳恒牙的交替或误诊手术所致;也可发生在颌骨、牙发育完成之后。急性出血前多有反复牙周渗血的先兆,也可以大出血为首发症状,多伴有出血牙的松动。颌骨内动静脉畸形主要发生于磨牙或前磨牙区,多伴牙根吸收;发生在下颌骨的病变还可引起下颌区麻木。病变可仅限于颌骨内,也可伴发周围软组织动静脉畸形。颌骨动静脉畸形的发展和出血与女性内分泌激素的变化相关,在每月的月经期前,颌骨病变区会出现酸胀和不适；在女性青春期月经初潮、妊娠和分娩时，可导致病变加速增长和出血。不同部位表现见图 9-1-1。

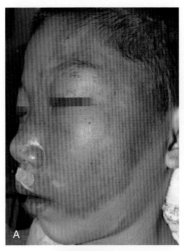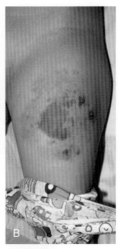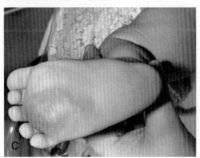

图 9-1-1　不同部位动静脉畸形
A.左颌面部动静脉畸形；B.左大腿动静脉畸形；
C.右足底动静脉畸形

四、分期与分型

1. **分期**　1990 年 ISSVA 推荐的 Schobinger 临床分期，动静脉畸形的病程可分为 4 期。Ⅰ期为静止期，无明显症状，通常从出生到青春期，病灶不明显或仅仅表现为葡萄酒色斑或消退期血管瘤的外观。有些患者病灶始终维持在静止期，一生未见病情加重。皮温增高、杂音和震颤提示病灶的高流量性质。Ⅱ期为进展期，大多数在青春期开始，病灶增大，颜色变暗，病灶向表面皮肤和深部组织结构侵犯。组织学上表现为动、静脉扩张、纤维化。检查可发现局部皮温增高，可触及搏动和震颤，听诊可闻及杂音。皮肤外观改变类似血管瘤，易误诊。另外，一些不正确的治疗方式如供血动脉结扎、部分切除、动脉近端栓塞和激光等均可能导致病情由Ⅰ期向Ⅱ期进展。Ⅲ期为破坏期，病灶有逐渐扩张增大的趋势并出现了自发性皮肤或黏膜破溃不愈、反复出血或进行性功能障碍。Ⅳ期为失代偿期，巨大动静脉畸形的高流量可能导致心功能衰竭。该分期方法仍无法体现动静脉畸形这一复杂疾病临床特点的全貌，如进展期的动静脉畸形即使是同一部位，在不同病例之间也存在很大的差异，而这些差异与动静脉畸形病理解剖之间有何联系等仍不清楚。因此，建立更为深入的分类系统，仍是值得研究的重要课题之一。

2. **造影分型**　目前国际应用较多的分型主要为 Cho 分型系统及 Yakes 分型系统。Cho 分型系统在颅内动静脉畸形分型基础上将 3 型进一步分为 A 和 B 型，A 型不伴有毛细血管扩张，B 型伴有毛细血管扩张，进而可以指导经皮穿刺注入硬化剂。Yakes 分型系统是在大量的造影图库中分类总结，描述了各种不同的瘤巢形态，进而提出不同类型的处理方式。Cho 分型系统为我们提供了最佳的进入瘤巢的方式，而 Yakes 分型系统形象的告诉了我们哪里是瘤巢的位置。

第二节　介入治疗

一、适应证与禁忌证

1. 适应证

（1）拟诊或确诊疾病符合儿童动静脉畸形诊断与介入治疗。

（2）患者一般情况良好，无畏寒、发热，无咳嗽、流涕等上感症状。

2. 禁忌证

（1）碘过敏试验阳性或明显过敏体质。

（2）严重心、肝、肾功能障碍。

（3）严重凝血功能障碍。

（4）重度全身性感染或穿刺部位有炎症。

二、介入治疗

历史上动静脉畸形的治疗方法众多,但发展至今,治疗策略主要以介入栓塞为主,辅以手术治疗。手术治疗仅限于介入栓塞后仍需改善外观以及栓塞术后感染的清创。病变的不彻底切除会促进病变发展。介入栓塞的关键是直接消灭异常血管团,禁忌行供血动脉结扎或堵塞,这样不仅不能治疗病变,相反还会进一步促进病变的发展。颅面部软组织动静脉畸形的介入栓塞治疗目的包括:①完全治愈动静脉畸形;②栓塞缩小病灶,控制并发症的发生;③栓塞缩小病灶,以利于手术切除。根据介入栓塞的目的,临床上需选择不同的栓塞材料。颅面部软组织动静脉畸形常用的栓塞材料有 PVA(polyvinyl alcohol)颗粒、二氰基丙烯酸正丁酯(N-butyl-2-cyanoacrylate,NBCA)和无水乙醇等。宜根据病变的性质、栓塞目的、回流静脉出现的早晚以及侧支循环情况选择相应的栓塞剂。PVA 颗粒是一种中期栓塞材料,栓塞再通率高,颅面部栓塞常用的 PVA 颗粒直径一般在 150~250μm。NBCA 是一种液体栓塞剂,进入体内与血液接触后聚合,聚合时间与 NBCA 的浓度有关,NBCA 栓塞再通率较 PVA 低。NBCA 操作要求高,难度大,加之粘管的危险,必须具有一定的介入治疗经验,熟知 NBCA 的属性和微导管操作技术的专业医师方可实施。Onyx 是新型聚合物栓塞剂,克服了 NBCA 粘管的缺点,广泛用于颅内 AVM 的栓塞,并拓展用于外周 AVM。由于 NBCA、PVA 和 Onyx 不能破坏异常血管团内的内皮细胞,即使充分栓塞,仍有可能再生异常腔道而导致病变再通。无水乙醇是目前唯一可达到治愈动静脉畸形目的的液体栓塞剂。它不仅可以治愈动静脉畸形,还可以在治愈动静脉畸形的基础上消除病变的占位效应,达到改善外观的目的。无水乙醇通过细胞脱水和脱髓鞘改变,直接破坏血管内皮细胞,血液蛋白质迅速变性,血管畸形组织快速坏死和血栓形成,从而达到对动静脉畸形的治疗目的。应用时,切记勿将无水乙醇注入到正常血管内,那样会导致它所供应的神经、肌肉和结缔组织的坏死。PVA、液体组织胶和弹簧圈也可应用于口腔和颌面部动静脉畸形的栓塞治疗,其作用仅限于物理性堵塞,可降低病变的流速,控制并发症的发生以及作为手术前的辅助性栓塞。

颌骨动静脉畸形以往主要以手术治疗为主,手术方式多采用颌骨切除术或颌骨病变刮治术。该手术不仅风险高、出血多,还会给患儿造成严重的容貌破坏和咀嚼功能降低。其次,即使颌骨切除后,颌骨周围的软组织病变还会继续发展,导致新的出血、溃疡及颈静脉高压。颌骨动静脉畸形治疗的理想结局是在控制急性出血和预防可能引起大出血的基础上保留颌骨和牙列的完整。通过介入栓塞治疗颌骨动静脉畸形最早可追溯到 1986 年,介入栓塞主要通过供血动脉注入颗粒状栓塞物或液体组织胶完成。尽管组织胶动脉栓塞的效果较颗粒状栓塞物为好,由于颌骨内病变较大以及供血动脉与异常血管团间呈纤细的网状供血,仅通过供血动脉很难使栓塞剂将病变完全充盈,其结果便是病变的复发或出血。有学者认识到了这种不足,在供血动脉行颗粒栓塞后,采用局部经骨穿刺颌骨内异常血管团的方法进行栓塞,取得了较好的效果。由于下颌骨皮质坚硬,局部穿刺进行栓塞出血较多。随后,又有学者报道了经股静脉途径以及经过颏孔途径到达颌骨内异常血管团进行栓塞,有效地降低了操作中的出血。2007 年,Yakes 在杭州举行的口腔颌面部脉管病会议上报道了无水乙醇栓塞治疗下颌骨动静脉畸形的成功病例。随后,以无水乙醇取代组织胶,将无水乙醇与弹簧圈结合栓塞治疗颌骨内动静脉畸形,取得了阶段性成功。与组织胶相比,无水乙醇栓塞治疗颌骨内动静脉畸形的主要优势表现为:不易引起异物反应和感染;更易达到异常血管团内的充分弥散并可破坏其内皮细胞,栓塞效果更长久;可以显著改善被侵犯的邻近软组织,包括皮温降低、肤色变暗以及扩张的回流静脉复原。总之,自 20 世纪 80 年代末开展颌骨动静脉畸形的介入栓塞以来,已取得较好的治疗效果,不仅彻底控制了该病的出血发生,还保留了颌骨和牙列的完整,维持了容貌。目前,介入栓塞已成为该病的首选治疗方法(图 9-2-1、图 9-2-2),手术切除或刮治仅作为介入栓塞的补充手段。

三、并发症处理原则和预防

1. **组织坏死**　其原因有:①无水乙醇注入到正常组织间隙;②注射无水乙醇后,未能耐心等待 10~15 分钟后造影,便开始再次注射,注入量过多并溢流到病变外;③采用压迫回流静脉的方法降低病变流速过快时,无水乙醇发生溢流。为防止组织坏死,术中一定需将穿刺针置于病变的中央;每次治疗不能急于求成,需分次进行;无水乙醇的注射剂量需严格控制,每次注射后需等待 10~15 分钟后造影,再决定是否再次注射。一旦发生组织坏死,坏死区组织的颜色首先变暗、然后变黑,最后脱落。这时,可进行局部热敷和使用血管扩张剂,以减少坏死的面积。时机适当时,行局部清创和二期修复。

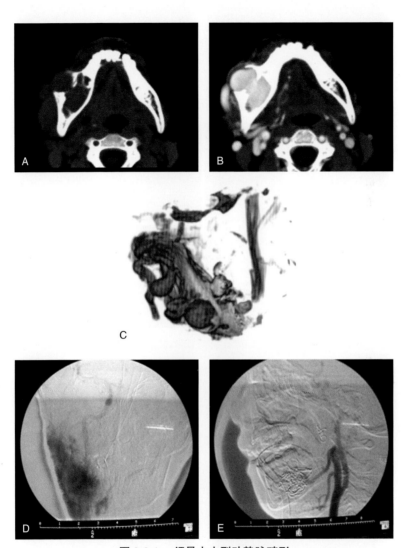

图 9-2-1　颌骨中央型动静脉畸形
A. CT 平扫提示右下颌骨低密度骨质破坏；B. 增强 CT 提示病灶明显强化；
C. CT 三维重建显示粗大畸形血管团；D. DSA 造影提示肿瘤染色明显，可见
"血池"；E. 介入栓塞治疗后病灶染色消失

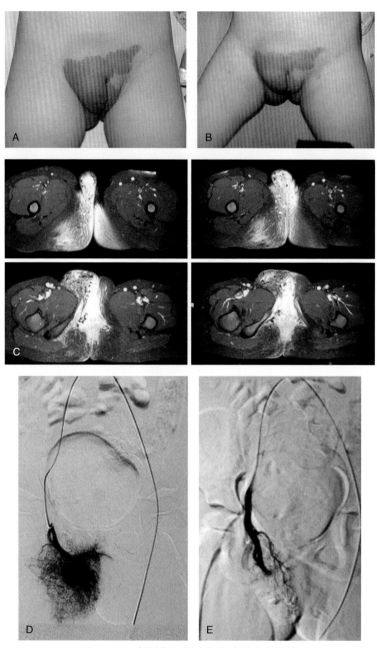

图 9-2-2　右侧会阴部动静脉畸形患者照片

A. 介入治疗前；B. 治疗后复查,病灶较前明显消退；C. 右侧会阴部动静脉畸形 MRI 检查提示右侧会阴部畸形血管团；D. DSA 造影提示肿瘤样染色,可见"血池"；E. 介入栓塞治疗后病灶染色消失

2. **心肺功能意外** 无水乙醇栓塞动静脉畸形时,部分无水酒精流入肺动脉,肺动脉的毛细血管痉挛,并导致肺动脉压力升高。这时,右心室压力和负荷随之升高,左心输出减低,全身血压和冠状动脉灌注也随之降低。如果这种状况得不到及时纠正并进一步恶化,则会发生心源性心律不齐以及心肺功能意外。局麻病例中表现为患者的剧烈咳嗽和呼吸困难,全身麻醉病例中表现为气道阻力突然增加,可伴不同程度的血氧饱和度下降。症状轻者可通过暂停注射、吸氧等治疗自动缓解;症状重者需静脉注射硝酸甘油,硝酸甘油是平滑肌强有力的扩张药,对静脉作用明显,肺血管床扩张,肺动脉压下降。用法为舌下含化 0.3mg/ 次或 5mg 加入 5% 葡萄糖 250ml 静脉滴注。在大剂量无水乙醇栓塞术中,利用 Swan-Ganz 导管进行肺动脉压力的动态检测,是控制该并发症发生的有效方法。一旦发生肺动脉压力升高,立即停止注射无水乙醇;如果肺动脉压力还是不能恢复时,可经 Swan-Ganz 导管滴注硝酸甘油,这样可有效地缓解肺动脉压力。有经验显示,肺动脉高压往往是一次性大剂量无水乙醇流过肺动脉所致,因此应采取分次、少量推注无水乙醇的方法。

3. **暂时性血红蛋白尿** 主要出现在大剂量使用无水乙醇栓塞的病例中。无水乙醇进入血液循环系统后直接破坏红细胞、血小板等。导致大量血红蛋白入血,并通过肾脏排泄。临床中观察到尿液呈深红色或酱油色。文献报道,在无水乙醇注射剂量超过 0.8mg/kg 时,血红蛋白尿出现的概率几乎达到100%。一般注射较大剂量的无水乙醇后应该注意加大补液量并碱化尿液。目前文献报道和我们临床中均未观察到肾脏损害病例。

(谭小云 牛传强 张 靖)

参 考 文 献

1. 范新东. 动静脉畸形的无水乙醇栓塞. 介入放射学杂志, 2010, 19 (5): 344-348.

2. Lianzhou Zheng, Xindong Fan, Jiawei Zheng, et al. Ethanol Embolization of Auricular Arteriovenous Malformations: Preliminary Results of 17 cases. AJNR Am J Neuroradio, 2009, 30 (9): 1679-1684.

3. 范新东. 颅面部高流速病变的诊断和介入治疗. 口腔颌面外科杂志, 2006, 16 (2): 97-99.

4. 范新东, 郑家伟, 张志愿. 忌行颈外动脉结扎治疗颌面部动静脉畸形. 上海口腔医学,

2008, 17 (2): 113-117.

5. 范新东, 朱凌, 苏立新. 颞浅动脉逆行栓塞治疗颈外动脉结扎后的口腔颌面部动静脉畸形. 中华口腔医学杂志, 2008, 43 (6): 336-338.

6. 范新东, 邱蔚六, 张志愿, 等. CT 诊断颌骨动静脉畸形的价值探讨. 上海口腔医学, 2001, 10 (1): 59-61.

7. 中华口腔医学会口腔颌面外科专业委员会脉管性疾病学组. 颌面部动静脉畸形诊治指南. 中国口腔颌面外科杂志, 2011, 9 (3): 242-247.

8. Young Soo Do, Wayne F Yakes, Sung Wook Shin, et al. Ethanol embolization of arteriovenous malformations: interim results. Radiology, 2005, 235 (2): 674-682.

9. Fan XD, Zhu L, Zhang CP, et al. Treatment of mandibular AVM by transvenous embolization through the mental foreman. Oral & Maxillofac Surg, 2008, 66 (1): 139-143.

第十章

脉管畸形相关综合征

第一节　Klippel-Trenaunay 综合征

一、历史和发展

Klippel-Trenaunay 综合征（Klippel-Trenaunay syndrome，KTS，K-T 综合征）是一种先天性合并有软组织或骨骼增生肥大的复杂的脉管畸形，曾被称为先天性静脉畸形肢体肥大综合征或先天性静脉畸形骨肥大综合征。两位法国医生 Klippel 和 Trenaunay 在 1900 年首次报道本病，描述其典型临床特征为三联症：①微静脉畸形（葡萄酒色斑）；②非典型性侧支静脉曲张；③软组织或骨骼增生肥大。为了纪念 Klippel 和 Trenaunay 作出的贡献，用他们的名字命名这个病。然而限于时代局限性，Klippel 和 Trenaunay 没有能识别出病变中存在的淋巴管畸形和淋巴水肿。起初人们认为这是一种罕见疾病，实际上本病并不少见，只是当时未引起大家的注意而已。为了避免命名造成的混乱，国际脉管性疾病研究学会（International Society for the Study of Vascular Anomalies，ISSVA）将 KTS 命名为毛细血管 - 淋巴管 - 静脉畸形（capillary-lymphatic-venous malformation，CLVM），认为它的临床特点为低流速血管畸形合并有肢体肥大。

二、临床要点

（一）病因

KTS 的病因目前仍未明确。根据临床征象、解剖和组织学观察，Young 于 1978 年提出了胎儿期中胚层发育异常是 KTS 的病因假设，目前已经被大

多数学者接受,因为中胚层发育异常可以解释 KTS 复杂多样的临床表现:
①胚胎期肢芽的网状血管丛,在发育过程中如果退化延迟,将使肢体处于静脉
数量增加、口径扩大以及皮肤血流增加、皮温升高的状态,从而促进骨骼生长
加快。出生后,浅静脉扩张,出现内膜增厚、弹性纤维退行性改变等组织学变
化;②由于中胚层的发育畸形,深静脉主干可闭塞,静脉瓣膜可缺如;③除了
有骨、软组织及静脉的先天性变异外,本病还可伴淋巴管扩张和淋巴管发育不
良;④在胚胎期下肢外侧有一支由足部至腰部的浅静脉,称为背侧或坐骨静
脉系统,正常状态下这支静脉在胚胎的第二个月内即闭合,而在一些 KTS 的病
例中,这支静脉却保持开放,并最终在出生后形成一支明显曲张的静脉,即腰 -
足静脉,也称为"永存边缘静脉(persistent lateral marginal vein)";⑤临床所见
KTS 三联征涉及的组织和器官均源于中胚层。少数病例尚可伴随并指(趾)、
多指(趾)、脊柱裂、尿道下裂、内脏血管畸形等先天性疾患。显然,血管变异并
非造成多种临床表现及上述伴随疾患的起因,而是综合征的组成部分。

(二) 临床表现

KTS 发病无性别、种族差异。患者肢体的临床表现多变,其典型表现为三
联症:①微静脉畸形;②非典型性侧支静脉曲张;③软组织或骨骼增生肥大。

1. 皮肤 微静脉畸形(也称为葡萄酒色斑)呈地图状、点状,或广泛分布
至会阴部和同侧臀部,但是通常不包含整个肢体,微静脉畸形在出生时表现
为红斑,逐渐被毛细血管 - 淋巴管囊泡铺满(图 10-1-1),这些囊泡出生时即存
在,但是在儿童时期才逐渐出现,囊泡常会有淋巴液漏出或间断出血,其他皮
肤改变还有多汗症、多毛症等。

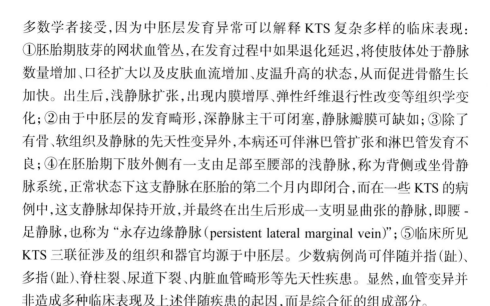

图 10-1-1 KTS 表现

患儿皮肤微静脉畸形伴有淋巴管囊泡,淡紫色皮肤覆盖深部的淋巴管静脉畸形和静脉畸
形,凸起的囊泡斑块是皮肤淋巴管的赘生物,囊泡内出血使其染成深紫色或黑色

2. 淋巴系统 KTS 患者淋巴管造影显示淋巴系统发育不良,而且这常常
被低估。淋巴水肿是常见的,淋巴液常从皮肤囊泡中漏出。40% 的患者可能

会患有皮下淋巴管畸形,可以是大囊、微囊或两者都有。KTS 的患者易患蜂窝织炎甚至败血症,现在尚不清楚其原因是慢性淋巴水肿继发细菌感染还是微囊型淋巴管的局部炎症。淋巴管畸形还可发生于盆腔和腹膜后。盆腔中大囊型畸形比肢体多,有时受盆腔内的淋巴管畸形压迫,导致膀胱和直肠移位。淋巴管畸形合并血管畸形常导致生殖器外形破坏。

　　3. **静脉系统**　患肢多有明显的浅静脉曲张,其分布和外形没有一定的模式,可为原发性静脉扩张或继发于静脉高压而导致的倒流性扩张,临床上以“外侧静脉畸形”最为常见,这也是 KTS 的特征性表现之一,即于患侧下肢的外侧面出现由足到腰部曲张的浅静脉,这是胎儿期的“背侧和坐骨静脉系统”,即腰 - 足静脉,也称为“永存边缘静脉(persistent lateral marginal vein、vein of servelle)”(图 10-1-2)。正常情况下,这支静脉在胎儿形成的第二个月

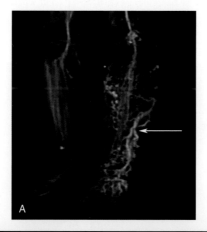

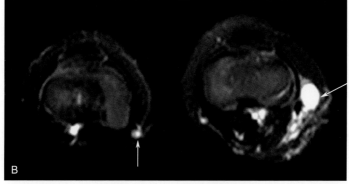

图 10-1-2　永存边缘静脉
A. CT 三维重建图像箭头所示永存边缘静脉(箭头);
B. MRI 图像,分别于踝水平及膝关节水平显示永存边缘静脉(箭头)

即闭合,但在 KTS 患者中这支静脉却保持开放,并在出生后形成一支明显的曲张静脉。浅静脉曲张可以特发存在,也可以是深静脉回流障碍后的代偿性通道。许多患者还有深静脉系统的异常。深静脉系统异常包括:扩张或动脉瘤形成、缺乏静脉瓣、静脉瓣发育不良或者深静脉缺如。

4. 肢体肥大 KTS 患者出生时即可发现受累肢体的周径和长度增加,在婴幼儿期和青少年期最为明显,这与患者的发育(包括静脉的发育)、站立、负重有关。绝大多数发生于下肢,上肢下肢同时受累大约为 15%,85% 为单侧病变;患肢周径较对侧增加 4~5cm,严重者可增加 15cm 以上;患肢长度较对侧增加 3~5cm,严重者可增加 12cm 以上,并出现明显的骨盆倾斜;肢体周径的增大是皮肤和皮下组织增厚、淋巴水肿、多余的脂肪、巨大异常的血管组织共同作用的结果(图 10-1-3)。通常患肢肌肉大小是正常的,在一些患者中,静脉畸形可出现于肌间。其他 KTS 肢体异常还包括巨指、多指畸形、指弯曲、先天性髋脱臼和外周神经疾病。

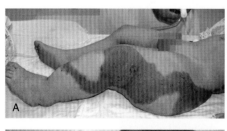
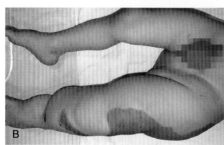
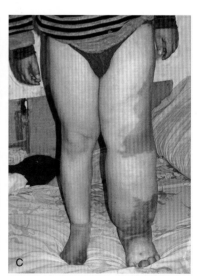

图 10-1-3 KTS 患儿下肢明显粗大

5. 疼痛 疼痛主要表现为沉重感和慢性渐进性的水肿所致的下肢不适,发生率会随着年龄增加而增高,当并发血栓性浅静脉炎和蜂窝织炎时将会出现明显疼痛(图 10-1-4)。极少情况,当血管畸形出现在特殊部位,如骨,将能导致剧烈的疼痛;当血管畸形发生在关节处,可导致滑膜和关节软骨的破坏,产生疼痛性关节炎。

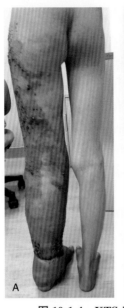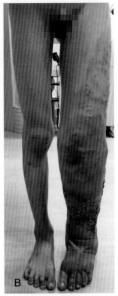

图 10-1-4　KTS 患儿微静脉畸形

患儿 15 岁,左下肢外侧面有典型微静脉畸形分布,左下肢明显较右下肢粗大。曾行外科手术切除外侧静脉,后切口一直未愈合,伴有左下肢蜂窝织炎

(三) 诊断评估

根据患者典型的三联征,不难作出诊断,在诊断 KTS 中需重点评估畸形的类型、范围和严重程度,确定有无明显的动静脉分流。

(1) X 线摄片:X 线摄片可见肢体软组织及骨骼肥大、骨皮质增厚,同时能准确测量肢体长度差。

(2) 动态静脉压测定:踝上扎止血带,穿刺足背静脉测定静息直立位静脉压,通过肢体运动后静脉压下降的幅度(运动后静脉压),以及停止运动后静脉压恢复所需要的时间,了解下肢静脉血流回流障碍的程度,正常静脉压下降幅度应>50%,静脉压恢复时间>20 秒。

(3) 静脉造影检查:静脉造影检查包括:①深静脉顺行造影:可显示深静脉病变的部位、范围、性质,判别狭窄性和闭塞性病变,少数患者表现为深静脉瓣膜发育不良或无瓣膜症;②深静脉逆行造影:可了解深静脉因瓣膜功能不全所引起的血液倒流程度;③经皮腘静脉插管造影:凡顺行造影显示腘静脉通畅者,即可采用本检查方法,既可明确瓣膜功能不全所引起的血液倒流的范围和程度,又能对顺行造影时髂 - 股静脉显影不清者,进一步判别有无病变存

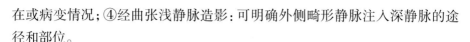

在或病变情况；④经曲张浅静脉造影：可明确外侧畸形静脉注入深静脉的途径和部位。

（4）动脉造影：动脉造影或 DSA 检查主要了解有无动静脉瘘等病变。

（5）多普勒超声检查：了解浅静脉和深静脉系统是否开放，其他的异常包括：发育不良、闭锁，另外，多普勒扫描有助于确定静脉血栓。

（6）MRI 与 CT 检查：MRI 有利于评估区分 KTS 的患者肌肉、骨、脂肪和血管组织。MRI 血管成像在增强扫描中能够得到在轴状、冠状、矢状位成高分辨率的造影图片，高流速的动静脉瘘也能够被识别。CT 扫描能够提供高分辨率的三维成像。

（四）治疗

1. 压力治疗　压力治疗为 KTS 保守治疗的主要方法。许多 KTS 患者的患肢都有不同程度的水肿，尤其是发生在下肢者，水肿在小孩开始站立行走时表现更为明显。水肿的主要原因是静脉或淋巴回流受阻。使用不同压力梯度的加压治疗可以改善回流、减轻水肿（一般使用 30~40mmHg 的压力梯度）。然而，尚没有明确数据说明慢性加压治疗能够最终降低骨和软组织的体积，而且加压治疗不会影响肢体的最终长度。临床上存在显著淋巴水肿和严重静脉功能不全患者从加压治疗中明显获益，同时会减少发生蜂窝织炎的次数。但皮肤有易破囊泡的患者具有出血倾向不适合应用加压治疗。

加压治疗的装备应该从脚趾尖至覆盖整个病灶。暴露脚趾可能会导致脚趾肿胀。加压治疗也适合上肢、手部水肿或巨大的静脉畸形。需要制作合适的加压服装，也可以用松紧带或弹力绷带替代。有显著的淋巴水肿的患者，按摩治疗或间断加压治疗可以减轻症状和减少肢体的体积。除加压治疗之外，局部伤口护理、压缩敷料、特殊的矫形鞋及改变生活方式等可改善肢体功能。

2. 抗生素　抗生素用于治疗和预防感染，通常是蜂窝织炎和淋巴管炎。对于严重的蜂窝织炎需要静脉点滴青霉素。

3. 激光治疗　脉冲染料激光治疗能够减轻微静脉畸形的颜色。

4. 介入治疗　KTS 的介入治疗主要包括病灶中外侧浅静脉、静脉畸形、淋巴管畸形的硬化治疗。静脉畸形介入治疗的原则是局部或经导管注入血管硬化剂类药物，其作用机制是使其内皮变性坏死，继而血栓形成，闭塞畸形血管腔。硬化剂主要用无水乙醇、鱼肝油酸钠等制作的泡沫硬化剂和平阳霉素碘油乳剂等。近期国内外随着下肢静脉曲张腔内治疗的广泛开展，KTS 及部分Ⅳ型静脉畸形平移其经验成功,应用腔内治疗的方法取得了不错的疗效。淋巴管畸形介入治疗的原则是穿刺针经皮穿刺病灶,缓慢抽出囊内液体,B型超声或 DSA 引导下经皮穿刺病灶注入适量硬化剂。

5. **血管外科手术** 在血管外科手术干预治疗前必须对脉管畸形程度和深部系统的开放状态进行评估。有学者主张,对不适合做非侵袭治疗的患者应行早期手术治疗。主要的手术治疗方法为对功能不全的外侧缘静脉高位结扎术、较长的表浅静脉套叠式抽提术及内镜下交通静脉结扎术。术中,对有明显脉管曲张的患者,常使用大腿止血带来减少出血。内镜下交通静脉结扎术对不完全性、静脉穿孔和静脉曲张性溃疡是有效的。一些患者可受益于深部静脉重建。

6. **骨科手术** 骨科手术必须在正确的时间实施。肢体长度差和年龄是手术重要指标。X 线摄片可求出精确的长度差,肢体长度不超过 2cm 时可使用增高鞋垫。肢体长度相差超过 2cm 的未成年患者,一般主张骨骺固定术,通过故意破坏骨骺板以控制过度生长的肢体,避免步态不稳和骨盆倾斜。

手术的目的是提高功能和控制难治性感染或出血。许多儿童为了达到四肢完美外观而过度手术,然而其结果却加大了畸形。在治疗这些患者时需要遵循一句重要的格言:不能因为提高外观而牺牲功能。

7. **减容手术** 切除一些过度生长的软组织对患者是有益的。潜在的益处包括:降低体重、提高功能和灵活性、可以穿正常的衣服等。切除皮肤淋巴囊泡连同深部多余的皮下组织,可以减少感染的频率。切除的软组织广泛到肌筋膜时则需植皮,但是切除筋膜下的区域意义不大而且有着巨大的风险。

实施手术前应该有细致的准备,手术过程中常常会有大量失血,而且应该在有经验的团队中执行,并做好充分的计划。手术潜在的并发症包括:①病变复发;②切除处产生瘢痕;③中断了静脉和淋巴回流,特别是已有侧支循环回流肢体;④感染;⑤创口难以愈合和神经血管损伤。

8. **心理治疗** KTS 是一种给患者带来极大痛苦的疾病,患者不仅承受疾病生理上的痛苦,还承受着由于畸形和残疾所引起的巨大的精神压力,因此KTS 所造成的畸形产生的心理问题不能低估,需要医生、患者及其家属乃至全社会的共同参与及支持。

三、结语

KTS 根据其典型三联征:①微静脉畸形,即葡萄酒色斑;②非典型性侧支静脉曲张;③软组织或骨骼增生肥大,不难作出初步诊断,但是 KTS 的治疗非常复杂,涉及遗传学评估、诊断试验、治疗计划的制订、并发症预防、患者及其家属的心理支持治疗。目前尚无特效方法,治疗的目的是提高患者生存质量并降低其并发症,其主要的治疗方法为保守加压疗法。激光可用于治疗局限性的葡萄酒色斑。在脉管畸形干预治疗前,对表浅静脉进行影像学检查,有助于更好地了解静脉解剖和深部静脉的回流情况。对表浅静脉和畸形静脉,可采用乙醇或泡沫硬化疗法、选择性静脉内热消融术等微创方法,也可使用外科剥脱术、静脉切除术和内镜筋膜下交通静脉结扎术,偶尔也可行深部静脉重建术。术中需使用止血带以减少出血,选择性使用下腔静脉过滤器预防肺动脉栓塞。因 KTS 累及多个器官,治疗这种复杂的畸形,需要多学科方法的联合。

第二节 Parkes Weber 综合征

一、概述

Parkes Weber 综合征(Parkes Weber's syndrome,PWS)是一种伴有肢体肥大的复杂的先天性高流量血管畸形综合征。1907 年奥地利人口学家 F.Parkes Weber 首先报道本病,其临床特征与 KTS 相似,主要临床特点为:存在 KTS 三联征,即患肢肥大、非典型性侧支静脉曲张、微静脉畸形,但伴有明显的血管搏动及震颤。由于本病临床少见,其表现类似 KTS,故易与 KTS 混淆。历史上命名也很混乱,不少学者甚至把它与 KTS 合并在一起,称作 Klippel-Trenaunay-Weber syndrome(KTWs)。近年来逐渐认识到这两种疾病虽均为先天性血管畸形,但病变性质与血流动力学改变却各不相同,治疗方法与预后也不一样。KTS 主要为深静脉发育不良或闭锁引起静脉回流障碍,仅少数患者伴有不活跃的低分流量的动静脉畸形,而 PWS 主要特征为高流量的动静脉分流。因此 PWS 应是一种独立的疾病而不应将它与 KTS 混同。国际脉管性疾病研究学会(International Society for the Study of Vascular Anomalies,ISSVA)将 PWS 定义为毛细血管-动脉-静脉畸形(capillary-artery-venous malformation,CAVM),认为它的临床特点为高流量动静脉畸形,合并受累肢体的肥大，一些患者还会有淋巴系统受累，这时称为毛细血管淋巴管动静脉畸形（capillary lymphatic arteriovenous malformation，CLAVM）。此外PWS还被可能是一种基因病，具有遗传倾向。

二、临床要点

（一）病因学

目前病因尚不明确。近来文献中认为PWS可能是一种基因遗传病，生殖细胞或体细胞突变使得胎儿肢体原始毛细血管网正常萌芽受阻。文献报道在一个有PWS家族中，发现了*RASA1*基因突变，随后在其他一些PWS的患者中也发现了*RASA1*基因的突变。*RASA1*基因编码的PA120三磷酸鸟苷活化蛋白可能参与了各种增生因子受体的通路，可以控制很多细胞类型增生、迁移和生存，其中包括血管内皮细胞。

（二）病理生理

PWS主要病变基础为动静脉分流，由于胚胎期脉管系统发育异常而形成动脉和静脉直接吻合的血管团块，内含不成熟的动脉和静脉，动静脉之间没有毛细血管而存在不同程度的直接交通。畸形血管团内有动静脉瘘形成，尤其瘘口大者，病灶内血流阻力降低，血流量增大，造成供血动脉增粗、增多、扭曲，并窃取大量邻近正常组织供血（即为"盗血"现象），以满足病灶的高流量血供。回流静脉压力增高、流量加快，随之逐渐扩张，形成静脉动脉化。

（三）临床表现

PWS除包含KTS的三联征之外，典型的PWS还有3个显著的不同：①缺乏静脉畸形；②出现动静脉分流，而且常常是大量小口径的动静脉瘘；③PWS因为动静脉分流的存在，其皮肤温度高，微静脉畸形呈现淡红色。此外少数PWS的患者还被描述有坐骨神经增粗、膀胱输尿管反流、结肠受累、半侧巨脑综合征等。

是否合并动静脉瘘是PWS区别于KTS最重要的临床特征。PWS患者常会并发栓塞性静脉炎。受累的肢体温度增高和长度更长，可闻及杂音和震颤。由于动静脉分流，导致心排量增加，心脏负荷增大，引发心脏改变，其中包括：代偿性的心动过速、血压增高、右心肥厚继而左心的肥厚。当多个复杂性的动静脉瘘严重的反流将继发高输出的心衰。患肢肥大的程度直接取决于动静脉瘘的大小和数量；动静脉瘘的远心端由于周围正常组织灌注不足导致末梢皮肤改变及溃疡形成,常伴较难控制的疼痛及间歇性出血,当出现溃疡时说明动静脉畸形已经进入 Schobinger 分期中的第Ⅲ期(破坏期)。单纯的动静脉瘘和 PWS 的患者没有发现静脉高压出现,静脉扩张是继发于病灶内的高流量而不是继发于瓣膜关闭不全(表 10-2-1)。

表 10-2-1 KTS 与 PWS 的区别

	KTS(CLVM)	PW 综合征(CAVM)
微静脉畸形	存在,深紫色	存在,粉红色,常弥漫
血流动力学	低流量	高流量
皮肤温度	正常	增高
肢体过度生长	较少	存在
肢体肥大	存在,无肌肉肥大,不成比例	存在,肌肉肥大,成比例
淋巴管畸形	存在,常伴囊泡	存在,常无囊泡
动静脉瘘	不存在	存在
深静脉畸形	存在	不存在
合并畸形	胃肠道,泌尿生殖器畸形	极少
深静脉异常	可能	无
静脉曲张,皮肤溃疡	常见	罕见
心输出量增加	无	有
凝血功能障碍	存在	不存在
临床预后	稳定	常进行性加重

(四)临床诊断

根据病史和 KTS 三联征与动静脉瘘并存的症状与体征作出 PWS 的初步诊断并不困难,但确诊并指导制订具体治疗方案的最可靠方法是行患肢动脉造影和上行性静脉造影,动脉造影有动静脉分流改变甚至有主干动静脉间直接短路者应诊断为 PWS。

PWS 应与 KTS 在血流动力学、病理生理、治疗和预后等方面都不相同。KTS 主要为深静脉发育不良或闭锁引起静脉回流障碍,预后较好。PWS 表现为高流量血管畸形,预后较差。还应与下肢单纯性动静脉畸形鉴别。所有的 PWS 都有 AVM,但不是所有的肢体 AVM 都是 PWS(表 10-2-1)。

影像学检查如下：

（1）X线检查：可见肢体软组织及骨骼肥大、骨皮质增厚。

（2）动脉造影：选择性动脉造影对明确诊断及外科治疗是必不可少的，主要了解动静脉分流情况（图10-2-1）。

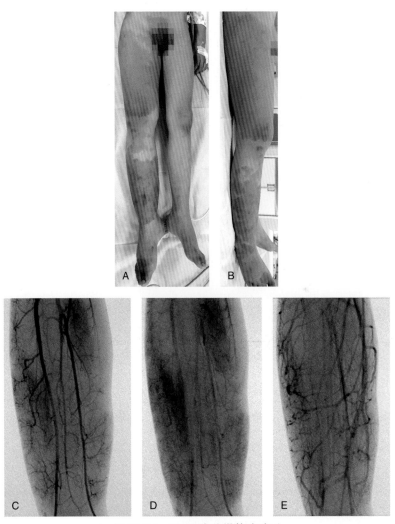

图 10-2-1　PWS 患儿微静脉畸形

9岁，出生后即发现右下肢淡红色的微静脉畸形。A、B. 右下肢肥大伴皮肤大片红斑，皮温增高；C~E. 动脉造影显示动脉期分支增多紊乱、呈蜿蜒扭曲状；毛细血管期显示毛细血管染色较深；静脉期示静脉提前显影

（3）CT 和 MRI：CT、MRI 等影像学检查可以明确诊断和评估软组织受累的程度和严重度。MRI 检查可发现皮下脂肪和肌肉肥大，其表现为肥大组织的异常信号（图 10-2-2），MRA 和磁共振静脉成像（MRV）表现为显著的动脉和静脉的扩张。

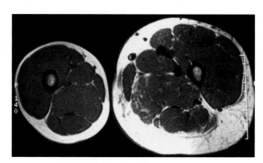

图 10-2-2　PWS 患儿 MRI 检查
MRI 示皮下组织肥大，异常信号累及骨骼肌，骨骼肌较对侧粗大

（4）基因检测：基于生物标记和抗体检测 *RASA1* 基因有无突变。另外，外周血细胞的基因表达能预测内皮祖细胞活性。

（五）治疗

PWS 的治疗的重点是控制动静脉分流，进而减慢包括心力衰竭，静脉曲张、肢体肥大的进展。尚没有发现有效的药物治疗 PWS。患儿自 3 月龄大时即可行弹力绷带加压治疗。肢体动静脉瘘的自发愈合也可见报道。

栓塞治疗曾被认为是一种手术前的治疗和一种姑息治疗，但是近年来随着介入技术飞速的发展，有进展症状的患者进行栓塞治疗（疼痛，动静脉瘘变大和并发症的出现），能够有效控制病情，使患者有良好的生活质量。但是大多数 PWS 患者病情复杂，需要对血管畸形进行全面评估后，联合血管外科、整形外科、皮肤科、介入放射科等多专业专家在内的多学科合作的方法，才能达到良好的效果。

1. **介入治疗**　首先通过动脉造影了解病灶的滋养动脉与引流静脉。通过在滋养动脉选择性置管施行近端动脉注射造影剂，直到显示分流病灶。然后用导丝导引导管，并经微导管注入栓塞材料。栓塞材料必须为非吸收性、有较好的组织相容性、颗粒足够小达到毛细血管水平，但要较动静脉瘘瘘口稍大，以免引起肺栓塞，同时不能出现栓塞材料反流。栓塞材料分暂时性和永久性两大类。暂时性栓塞材料包括自体材料如血凝块、肌肉、脂肪、吸收性明胶海绵和胶原微丝等,常用于术前栓塞治疗以减少术中失血,它对正常组织损伤小,且在几天或几周内不发生溶解;永久性材料包括硅胶颗粒、聚乙烯醇颗粒(polyvinyl alcohol,PVA)、各类金属弹簧圈、可分离球囊、液体如无水乙醇和氰丙烯酸盐等。栓塞材料的选择,很大程度上取决于病变的性质和栓塞指征,其大小的选择根据栓塞血管直径及是否存在动静脉沟通。硅胶颗粒需用大直径导管作为输送工具;PVA颗粒能用较小直径导管输送,栓塞后颗粒直径增加10倍。颗粒材料能以液态形式注射,具有操作简便等优点,是较理想的栓塞材料。液态栓塞剂如无水乙醇等,由于可能导致正常组织、器官的栓塞,现已较少使用。不同直径的金属弹簧圈可栓塞较大的血管,并且通过弹簧圈上绒毛可增加血栓形成面积,以及更好地固定弹簧圈。

2. **外科手术治疗**　随着患肢骨骼长度显著增长,肢体长度差会逐渐增大,直到骨骺愈合。当患者出现皮肤溃疡或步幅不稳时,截肢可能是有必要的。外科手术应尽可能切除动静脉分流的病灶,以延缓病程的进展并改善肢体的外观,但手术的预后常不如人意,提高生活质量才是目标。

PWS的治疗既要去除动静脉瘘,又要解决深静脉回流障碍。深静脉狭窄者多为血管鞘增厚或纤维索带等压迫所致,经彻底松解以后,狭窄段静脉管腔可明显扩大;若深静脉完全闭锁,则需作自体静脉移植术使其恢复通畅。由于动静脉畸形分布极为广泛,一次手术去除不仅困难,而且易致肢体损伤过重,甚至造成肢体缺血。在这种情况下可分次手术,以策安全。但即使多次手术也难将所有瘘支动脉全部结扎而往往留有一些分流量不大的动静脉畸形,随着静脉回流障碍的解除与多数动静脉短路的去除,作用于残留瘘支动脉的压力增高,从而使这些瘘支的分流量可逐渐增大,造成局部症状复发。因此,术后仍应长期严密观察。

当治疗失败,存在动静脉分流加重,甚至心脏和全身的失代偿,抑或是存在无法控制的出血、疼痛,难以愈合的溃疡时,则需进行截肢。

三、结语

由于PWS存在广泛而微小的动静脉分流,给彻底治疗带来巨大困难,治疗的目的是提高患者生存质量并降低其并发症,目前仅能对症治疗。在儿童期,必须密切随访血流动力学状态,皮肤状况、步态不稳的进展。创伤、感染和激素水平的改变会导致临床失代偿。PWS患者首选介入栓塞治疗,对于有多个深的动静脉瘘的患者应该多学科合作综合治疗。最后,在临床专科中每一个患者合适的处理都是不同的,对于每一个患者手术必须考虑临床情况,作出合适的处理。

第三节　马方综合征

一、概述

遗传性结缔组织疾病(genetic connective tissue disorders)的主要表现为动脉瘤样扩张,一般在患者 5 岁以后发现。患者有遗传性获得胶原蛋白形成缺陷或者微纤维蛋白与弹性蛋白存在交联障碍,而血管的基本构架主要由胶原蛋白,弹性蛋白及糖蛋白组成,由于弹性组织异常,结缔组织病都有一个共同特点——动脉壁囊性中层坏死。在某种程度上,不同的结缔组织病表现主要取决于他们不同的基因表型。最常见的是马方综合征(Marfan syndrome,MFS)。

二、病因

MFS 是人类第 15 号染色体长臂上编码微纤维蛋白 -1(fibrillin-1,*FBN1*)基因缺陷所致的全身性结缔组织病,为常染色体显性遗传病。1896 年 Antoine Marfan 在一例病例报告中首次描述了该病,随后 Victor McKusick 确定该病为典型的"遗传性结缔组织疾病"。1991 年研究者发现编码细胞外基质微纤维蛋白的 *FBN1* 基因突变导致的细胞外基质功能或者代谢障碍,是引起 MFS 一系列临床症状的主要原因,进一步证实了 Victor McKusick 的猜想。这个重要的发现及随后对基因表型的进一步认识,为 MFS 的鉴别诊断及治疗起到了重大作用。

三、临床表现

MFS 临床表现多样化,主要累及心血管、眼和骨骼系统。

(一)眼部表现

近视是最常见的眼部症状;约 60% 患者可发现晶状体异位,是其特征性的表现,并且还会增加患者视网膜脱垂、青光眼以及早期白内障形成的风险(图 10-3-1)。

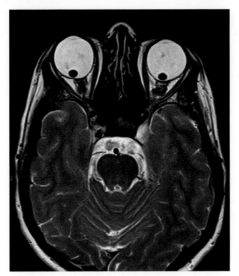

图 10-3-1 马方综合征患者 MRI 表现

T_2WI 显示晶状体异位

(二) 骨骼系统表现

累及骨骼系统主要表现为骨骼过度生长及关节活动度过大,典型者身材瘦高,四肢细长。肋骨的过度生长可推压胸骨导致漏斗胸或者鸡胸。脊柱侧弯常见,呈渐进性或快速进展。

(三) 心血管系统表现

心血管并发症是 80% 患者早期发病和致死的主要原因。主要的症状包括主动脉根及近端升主动脉扩张,夹层或破裂;肺动脉扩张;心脏瓣膜黏液样变导致二尖瓣脱垂(伴随或不伴随二尖瓣反流),三尖瓣反流,可进一步发展为心功能不全。患者在出生前几个月或者几岁时即可出现主动脉夹层,破裂;也可表现为出生后缓慢进展的血管扩张,到 30、40 岁左右,如果没有经过治疗可发生致命性的主动脉夹层或破裂(图 10-3-2)。

四、血管相关性病变及其处理

心血管系统异常对 80%MFS 患者的生命健康造成了严重的威胁。常见的心血管系统表现包括主动脉根及近端升主动脉扩张,主动脉夹层或破裂;肺动脉扩张;二尖瓣、主动脉瓣黏液样变性并关闭不全最终导致心功能不全。

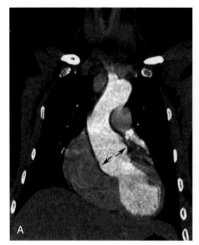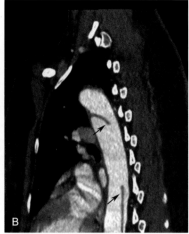

图 10-3-2　马方综合征患者 CT 三维重建表现

A. CT 三维重建冠状面显示主动脉窦扩张（箭头）；

B. CT 三维重建矢状面显示主动脉夹层（箭头）

（一）主动脉病

主动脉根扩张在子宫内即开始发生，出生时可在超声下检出。病变进展呈多样性，难以预测。MFS 年龄相关的组织病理学改变有时候被不恰当地称作囊性中层坏死，病理上跟动脉硬化有关——动脉弹性膜的断裂及组织结构破坏，胶原增加及黏多糖聚集，相关血管平滑肌细胞缺乏。通过测量发现，MFS 患者主动脉窦部直径比正常人大。正常人群的主动脉直径及弹性会在年龄和/或血流动力学压力的作用下不断增大，在 MFS 患者身上这种现象表现更为明显；此外 MFS 患者的主动脉瘤直径很小时即可发生夹层。因此，当主动脉根直径达到 5cm 时候或者有早期发生主动脉夹层或者进展速度异常迅速（每年>0.5~1cm）有家族史的 MFS 患者应行预防性手术治疗。

胸主动脉瘤是 MFS 患者中的主要病变之一，在经过治疗的 MFS 患者，常在治疗后的胸主动脉邻近部位再次发生腹主动脉瘤。少数 MFS 患者腹主动脉瘤可跟邻近的胸主动脉瘤不成比例扩张。和胸主动脉瘤一样，腹主动脉瘤即使在直径不大的时候也会有夹层撕脱的倾向。一般腹主动脉瘤的发生跟年龄及环境有很大关系，例如，动脉粥样硬化和吸烟。动脉壁的硬化是腹主动脉瘤发生夹层撕脱的独立危险因素，在 MFS 患者中这种硬化可以沿着整个动脉树发展。

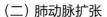

（二）肺动脉扩张

MFS 患者中相对于主动脉的压力（>80mmHg），肺动脉压力（>20mmHg）显得比较低，很少发展为肺动脉夹层撕脱。根据拉普拉斯方程，虽然升主动脉的动脉壁要比肺动脉更厚，但是所承受的收缩压也更大，所以相对肺动脉来说更容易发生主动脉夹层。因此，肺动脉扩张可能是跟血流动力学压力无关的潜在的血管生成缺陷所致。

（三）心脏瓣膜病

MFS 患者中多发心脏瓣膜异常非常常见；包括各心脏瓣膜黏液样增厚，二尖瓣、三尖瓣脱垂合并反流，主动脉瓣、肺动脉瓣功能异常。对比其他瓣膜功能异常，二尖瓣脱垂对心功能起主要影响。二尖瓣长度及性质的改变导致心脏在收缩期间存在反流，心前区可听到收缩期杂音。75% 的 MFS 患者存在二尖瓣脱垂，其中 25% 患者可见二尖瓣黏液样增厚。跟 MFS 患者对比，二尖瓣脱垂的发生率在正常人中约为 1.3%。尽管二尖瓣脱垂在 MFS 患者中很常见，伴有重度二尖瓣反流的新生儿，如果没有经过治疗，最终将发展为心功能不全和充血性心力衰竭。此外，少数情况下二尖瓣修复手术引起的心功能及血压快速改变，还可引起胸主动脉夹层瘤和撕裂。

（四）心肌病

研究发现，MFS 患者左心室的体积和重量有所增加，并且伴随有左心室收缩及舒张功能障碍。过去普遍认为二尖瓣脱垂并反流是导致左心功能不全的主要因素，但是偶然发现在一个没有心脏瓣膜病变的 MFS 患者身上发现了扩张型心肌病，增加原发性心肌供血不足的可能性。心肌基质里相对丰富的微纤维蛋白 -1 组装体间接支持了这个假设。MFS 患者硬化的主动脉壁或心瓣膜病变可能促进了心功能不全的发生，但是这个观点还没有得到论证。

由于对 MFS 患者心脏病心肌功能的研究结果不一及从小鼠模型得出的结果缺乏相关性，自发性扩张型心肌病是否为 MFS 的一种表型仍然存在争议。因此，密切观察心功能的变化成为了处理 MFS 患者心血管系统症状的标准方案，没有新的药理学策略去控制这种扩张型心肌病。MFS 导致的心肌病会增加其死亡风险，这对于重型新生儿 MFS 患者是个特别重要的问题。

五、治疗及预防

改善生活方式、常规超声心动图检查、药物治疗及预防性手术是治疗MFS 具有生命危险的并发症——心血管并发症的主要手段。要特别强调的是,患者应减少情绪波动(降低心率,降低血压),限制剧烈运动(降低主动脉瘤破裂风险)。对于要进行运动的 MFS 患者建议等张运动或者低强度运动,比如游泳或者骑自行车等可以降低血压和心率。

由于 MFS 患者主动脉瘤进展呈多样性,连续超声心动图检查显得非常必要。一旦确诊为 MFS,患者通常都能发现主动脉根部扩张的基本改变。现在指南指出,儿童 MFS 患者或者主动脉根扩张加速的患者应该从每年评估一次增加到每年评估两次。对于进行了主动脉根部、升主动脉和 / 或合并主动脉弓置换手术的患者,同样建议每年对病情评估两次。主动脉瘤还可以发生在手术修补位置的边缘,应每年行一次 CT 或者 MRI 检查,观察整个主动脉情况。

从 20 世纪 90 年代中开始,非选择性 β 受体阻滞剂成为了 MFS 的主要治疗药物。普萘洛尔以及其他 β 受体阻滞剂因为可以减少心输出量及降低外周血管阻力,常用来治疗高血压进而降低主动脉压力。虽然 β 受体阻滞剂是 MFS 的公认治疗药物,但却药效甚微,特别当用在儿童 MFS 患者身上时,常有争议。β 受体阻滞剂还常用在患有 MFS 的孕妇身上预防主动脉并发症及用来稳定急性主动脉夹层动脉瘤。有 10%~20% 的 MFS 患者不耐受β 受体阻滞剂,对于这类患者钙离子通道阻滞剂可作为二线治疗药物。早期一项对钙离子通道阻滞剂治疗效果的前瞻性研究中 6 名 MFS 患者全部都取得了肯定的疗效。最近一项对比钙离子通道阻滞剂和 β 受体阻滞剂对血管功能及主动脉压力的作用临床试验中也得到了同样的结果。对有心瓣膜功能不全的患者建议使用抗生素,因为一旦患者发生菌血症容易引起心内膜炎。

随后,MFS 老鼠模型的研究给胸主动脉瘤提供了许多新的治疗方案;方案之一就是使用作用于肾素血管紧张素系统不同靶点的药物,例如血管紧张素受体阻断剂(ARB),血管紧张素转换酶抑制剂(ACEI)。基于小鼠的研究结果,对一组 18 名均对 ACEI 不敏感的 MFS 患者的进行随机化回顾性分析发现,血管紧张素受体阻断剂——氯沙坦可明显降低患者的主动脉根部扩张速度。为了证实治疗的有效性,还需要更大型临床型前瞻性试验来提供有力的依据。除了 ARB 的使用,一组对比普萘洛尔跟阿替洛尔的单中心前瞻性研究也证实了 ACEI 对于降低主动脉根部扩张速度及对抗主动脉硬化的有效性。虽然 ARB 对比 ACEI 有更好的耐受性,但是两种药物在孕妇身上都是禁用的。因此,对于妊娠 MFS 患者,β 受体阻滞剂是唯一适用来防治胸主动瘤的药物。

虽然通过改善手术方法,主动脉置换术的并发症明显降低到 2% 以下,但是对于急性主动脉夹层手术仍然有较高的死亡率(>10%)。Bentall 和 De Bono 手术方案已经使用多年,而且并发症相对较低。但是由于人工瓣膜的植入,患者需要长期服用抗凝药物,增加了发生心内膜炎的风险。最近一种新的保留瓣膜的主动脉根部置换术(David Ⅰ手术)合并重塑人造血管窦管交界(Yacoub or David Ⅱ手术)可以把抗凝剂及抗生素的使用降到最低。虽然这些手术治疗可以防治主动脉根部及升主动脉的扩张,但是仍需要严密监测修补段远端主动脉的情况,预防新的主动脉夹层形成。如果可能应该尽量把手术延迟到青春期后进行,避免为适应主动脉的正常生长发育多次进行矫治干预措施。

第四节　Sturge-Weber 综合征

一、历史和发展

Sturge-Weber 综合征为一种特殊类型的脑血管畸形,以颜面血管瘤和癫痫发作为其临床特征。本征又称脑三叉神经血管瘤病、脑颜面部海绵状血管瘤病,早在 1860 年 Schiremer 就已有报道,后来 Sturge、Weber 都各有详细报道,1936 年 Bergstrand 将本征命名为 Sturge-Weber 综合征。此外还有许多别名,如皮肤软脑膜血管瘤病、神经眼血管瘤病、Sturge-Weber-Dimitris 综合征、Parkes-Sturge-Weber-Kalischer 综合征等。本征是以眼部、皮肤及脑血管瘤为主要表现的先天性遗传性疾病,其中颜面皮肤毛细血管畸形位于三叉神经第Ⅰ支或第Ⅱ支分布的区域,常为单侧性,约 10% 为双侧性;脑膜海绵状血管瘤由位于蛛网膜下扩张的静脉组成,常累及大脑的枕叶及颞叶。

二、临床要点

(一) 病因

本征为先天性疾患,但病因尚不清,常与发育异常导致的血管畸形有关;通常为散发病例,家族可出现单纯血管瘤患者,还有单卵性双生儿病例的报道,但缺乏与遗传因素有关的确切证据。另有报道认为,在第22对染色体上有一个额外的染色体,胚胎第六周时,出现胚胎血管系统发育不良,影响脑室壁周围、脑膜和面部皮肤的血管形成。

(二) 病理

此病的病理改变为脑膜血管瘤,主要限于软脑膜。经常伴有同侧面部毛细血管畸形,一般发生于三叉神经支配区,涉及面部三叉神经分布区的毛细血管畸形或海绵状血管瘤以及同侧枕、顶或额叶软脑膜的血管瘤(以静脉性为主),靠近大脑表面有很多小的扩张静脉相互交织在一起,动脉也有纤维化改变,但改变较静脉为轻。脑皮质,特别是第二、三层,毛细血管可有增厚和钙化。局部发生层状坏死、神经细胞脱失、萎缩、胶质细胞增生及钙盐沉着。

(三) 临床表现

1. 颜面海绵状血管瘤及毛细血管畸形　生后即已存在的按三叉神经分布的葡萄酒斑样毛细血管畸形,多位于真皮及皮下组织内,大小不等,由薄壁、疏松排列的扩张毛细血管所组成。单侧时,以面部中线为分界。可波及口腔黏膜、鼻腔黏膜、头部、颈部,甚至躯干部,一般不超过正中线,眶上区域几乎经常受累,但常波及上睑和前额。出生时即出现,最初不突出皮肤表面,边缘清楚,色浅而不明显,压之可褪色,但随着增龄,颜色变黑和明显,压之不再褪色,病变部增生肥厚,表面形成大小不等的结节,损伤或自溃后如果感染,会增生肥厚,但其面积不扩大。上唇或下唇常表现为海绵状血管瘤,因此,上下唇呈显著肥大畸形。血管瘤好发于三叉神经第Ⅰ支分布区域,其次为第Ⅰ、第Ⅱ支,或第Ⅱ、第Ⅲ支,三支全部被累及者较少见。颜面临床表现见图10-4-1、图10-4-2。

2. 眼病变　本征中有50%以上的病例发生眼病变。由于颜面血管瘤同侧的眼脉络膜血管瘤引起青光眼,其中约有70%为先天性的,但也有慢性单纯性青光眼,眼球突出,呈"牛眼",伴有视力障碍或失明。此外,尚有视神经萎缩、角膜变性、虹膜萎缩、虹膜异色症、晶体混浊或移位、视网膜剥脱、虹膜血管瘤等。眼部受血管瘤侵犯的情况常见,如视网膜、结膜、浅层巩膜、睫状体及眼睑等均可受累,虹膜有异色及增生改变。

(1)脉络膜血管瘤:患者眼底呈弥漫红色,称为"番茄酱"眼底,脉络膜血管瘤上可见视网膜囊样变性、视网膜水肿或继发渗出性视网膜脱离。

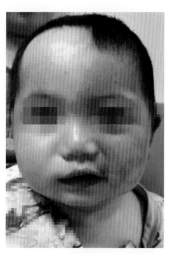

图 10-4-1 2 岁男孩左侧三叉
神经区域毛细血管畸形,右侧上
睑毛细血管畸形

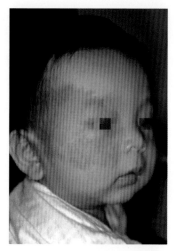

图 10-4-2 1 岁男孩三叉神经
V2、V3 区域 CM,无青光眼表现

(2)青光眼:当血管瘤累及眼睑或结膜,尤其是上睑时,通常同侧眼有青光眼。多数青光眼在婴儿期已发生,但到儿童及青少年期才发展,如早期即发展则眼球会增大,表现与其他先天性青光眼相似。

3. 中枢神经系统的血管瘤 以癫痫为主的神经症状,脑的损害常表现为癫痫大发作、皮质性癫痫发作或对侧轻度偏瘫,甚至半身不遂和同侧偏盲。80% 的病例可出现癫痫,一般在乳幼儿期即可发病,少数病例在 20~40 岁时发病,为 Jackson 癫痫(皮层局限性癫痫)。约有 50% 在生后一年内首次发作,其余者多在幼儿期发作,20 岁以后发作者极少。但是,有的病例虽有广泛的软脑膜血管瘤,也可能终身不发病。另外,在颜面血管瘤对侧出现偏瘫,可突然发生或缓慢出现,伴有肢体萎缩。60% 以上的病例可出现智力障碍,轻重程度不一。颜面血管瘤的轻重程度和软脑膜血管瘤的有无或轻重无关系。

(四)诊断

可根据面部典型分布的特征性皮痣作出诊断。具备上述三个临床症状者,可确诊为完全型,但临床上很少见。如果只有其中的两个症状,可诊断为不完全型。面部三叉神经分布区内紫红色面痣,出生时即已存在,为具有诊断意义的体征。首先出现的神经症状通常为面部皮损对侧的局限性癫痫,可有智力减退、对侧偏盲和对侧肢体轻偏瘫、萎缩和肢体生长落后于健侧;可有面痣同侧的凸眼、青光眼、牛眼或视神经萎缩;身体其他部位也可有葡萄酒色皮痣,伴视网膜、肾、肝等血管瘤;还可伴发隐睾、脊柱裂、脊髓空洞症等;可因颅内出血或癫痫持续状态而威胁生命,出现癫痫发作可行脑电图检查(EEG):显示受累半球波幅低,α波减少,与颅内钙化程度一致;可见痫性波型。血管瘤累及脉络膜时可行 B 超检查以确定诊断;伴发青光眼时注意监测眼压变化。

1. **影像学表现**　过去仅在颅骨 X 线平片上显示颅内平行迂曲的条状钙化。颅脑 X 线平片检查时,发现面部血管瘤同侧的脑内病理钙化影,呈双层线条波浪形、脑回形或树枝形,为本征的 X 线特征。有的生后 2 年即可出现,大多数病例在 20 岁时,其钙化明显,易被发现,以上检查有助于诊断。此外脑血管造影、CT 扫描时,可发现脑血管异常;其中 CT 及 MRI 对本病的诊断帮助较大(图 10-4-3):①在 CT 上最常见的脑膜血管瘤下的皮质呈脑回样钙化,以颞、顶、枕区为多见,MRI 中钙化在 T_1WI 上不易见到,在 T_2WI 上则表现为病变区的脑皮质呈飘带样低信号。②大部分患者可有同侧大脑半球萎缩,这是由于长时间局部脑缺血使皮质、白质萎缩。其中 T_2WI 上患区皮层及皮层下白质呈低信号,是由于缺氧所致。③ MRI 平扫见脑表面异常血管流空影,增强可见异常血管影像密集,脑表面常可见扩张的静脉,MRI 显示软脑膜血管瘤性畸形及脑实质内静脉畸形优于 CT。文献上提到增强 MRI 是诊断此病的首选方法,如果 MRI 不能显示异常则做 CT 平扫除外颅内钙化。④脉络丛增大,在增强 CT 及 MRI 上均能显示此征象。⑤受累局部板障增厚,MRI 较CT 明显。脑 DSA:可发现毛细血管和静脉异常,受累半球局部或广泛区域脑表面毛细血管增生、静脉显著减少和上矢状窦发育不良等;也可缺乏明显的异常。因此不应根据 DSA 阴性发现,而排除此类疾病的诊断。

2. **鉴别诊断**　注意和单纯面部血管痣、毛细血管扩张症鉴别。

(1)Lawford 综合征:是一种伴有慢性单纯性青光眼的单侧或双侧颜面单纯性血管瘤病。当颜面血管瘤发生在三叉神经第Ⅰ支和第Ⅱ支分布区域,并包括上睑和下睑时,则伴有青光眼。当血管瘤只发生在第Ⅰ支,或只发生在第Ⅱ支区域时,则不出现青光眼。

(2)Wyburn-Mason 综合征(脑视网膜动脉瘤综合征):单纯的脑内动静脉瘤和同侧视网膜动静脉瘤及同侧三叉神经区域内的颜面血管瘤,或色素性母斑,是一种先天性脑视网膜动静脉瘤或畸形,系常染色体显性遗传病。

(3)Cobb 综合征:表现为脊椎内肿瘤与脊椎神经支配领域一致的血管瘤,与脊椎内肿瘤水平一致的疼痛、感觉丧失、无力、肌萎缩、偏瘫等。

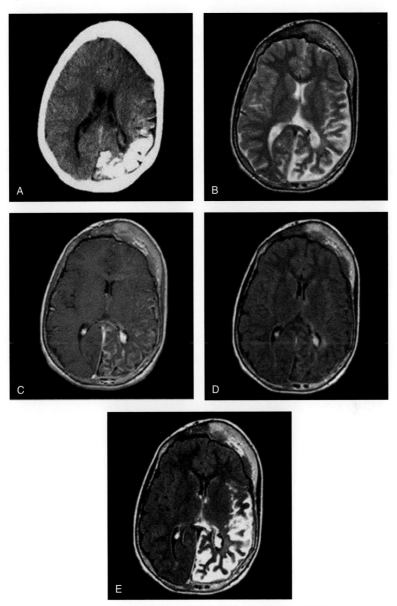

图 10-4-3　Sturge-Weber 综合征 CT 与 MRI 表现

A. CT 平扫示颞叶顶叶枕叶典型脑回样钙化,伴有左侧大脑半球萎缩及同侧颅骨增厚;B. MRI T_2 加权示受累大脑皮层相邻脑脊液高信号;C. MRI T_1 增强示典型软脑膜强化及同侧脉络膜强化,左额顶骨异常血管影;D. MRI FLAIR 示脑脊液和大脑薄壁组织异常;E. MRI FLAR 增强序列能清晰显示软脑膜血管畸形

三、治疗

本病治疗棘手,常并发脑膜葡萄状血管瘤、癫痫、鼻腔内血管瘤等疾病;首选以药物控制癫痫发作,癫痫发作顽固、不能控制而颅内血管损害相对局限者,可考虑手术切除。

对于面积较小的颜面血管瘤,可手术切除;对于突出于皮肤表面呈结节状者,或局部增生肥厚使颜面变形者,也可手术切除,同时做皮肤移植整形修复;对面积较大表面平滑的颜面血管瘤,可采用化妆术(如使用掩饰剂等)或激光疗法(如氩激光、色素激光等)。

由于患儿病变范围较大、脑萎缩、神经功能障碍,通常多用药物对症治疗,用抗癫痫药控制,根据效果,加量或联合用药。难治性、顽固性癫痫,可考虑大范围脑叶或半球切除手术,或胼胝体部分切断术;手术常带来一些正常脑功能的减退和丧失。对于偏瘫发作者,应首先考虑药物治疗。对于药物治疗无效或偏瘫者,可考虑手术切除病灶的脑叶。

为保护视力,对并发青光眼的患者,应早期行手术治疗。青光眼患者发生于婴幼儿时期,则可先行房角切开术,如眼压仍不能控制,再考虑小梁切除术。发生于儿童期以后的患者,可先用药物治疗,如果眼压不能控制再考虑行小梁切开术或小梁切除术,房角切开术的成功率较低,但多作为首选的手术。另外,滤过性手术的成功性虽然较高,但往往会发生较严重的并发症,滤过性手术及药物治疗均不能控制眼压时,可试行睫状体冷凝术。

（蒋贻洲　陈程浩　邓海浪　刘录　黄建忠）

参 考 文 献

1. Timur AA, Sadgephour A, Graf M, et al. Identification and molecular characterization of a de novo supernumerary ring chromosome 18 in a patient with Klippel-Trenaunay syndrome. Ann Hum Genet, 2004, 68: 353-361.
2. Tian XL, Kadaba R, You SA, et al. Identification of an angiogenic factor that when mutated causes susceptibility to Klippel-Trenaunay syndrome. Nature, 2004, 427 (6975): 640-645.
3. Thomas-Sohl KA, Vaslow DF, Maria BL. Sturge-Weber syndrome: a review. Pediatr Neurol,

2004, 30: 303-310.

4. Revencu N, Boon L M, Dompmartin A, et al. Germline Mutations in RASA1 Are Not Found in Patients with Klippel-Trenaunay Syndrome or Capillary Malformation with Limb Overgrowth. Mol Syndromol, 2013, 4 (4): 173-178.

5. Giron-Vallejo O, Lopez-Gutierrez JC, Fernandez-Pineda I. Diagnosis and treatment of Parkes Weber syndrome: a review of 10 consecutive patients. Ann Vasc Surg, 2013, 27 (6): 820-825.

6. Wouters V, Limaye N, Uebelhoer M, et al. Hereditary cutaneomucosal venous malformations are caused by TIE2 mutations with widely variable hyper-phosphorylating effects. Eur J Hum Genet, 2010, 18 (4): 414-420.

附录1

血管瘤与脉管畸形分类(2018年版)

附表1-0-1　ISSVA 2018脉管异常分类

血管肿瘤	脉管畸形			
	单纯性	混合性	知名大血管来源(也称为"通道型"或"血管干"血管畸形)	合并其他异常
良性	毛细血管畸形	CVM*	累及淋巴管	见附表 1-0-11
	淋巴管畸形	CLM*	静脉	
	静脉畸形	LVM*	动脉	
局部侵蚀性或交界性	动静脉畸形	CLVM*	注意来源、行程、数量、长度、直径(发育不全,发育过度,狭窄,扩张/动脉瘤)瓣膜、交通(AVF)、时间(胚胎血管)	
恶性	动静脉瘘	CAVM*		
		CLAVM*		
		其他		

同一病变中含有 2 种或以上脉管畸形;* 动静脉畸形、动静脉瘘、CAVM、CLAV 为高流速病变。肿瘤或畸形性质或某些病变的精确分类仍不清楚,这些病变单独在附表 1-0-12 中列出

附表1-0-2　ISSVA 血管肿瘤分类(1)

良性脉管肿瘤	突变基因
婴幼儿血管瘤(详见附表 1-0-13)	
先天性血管瘤	*GNAQ/GNA11*
快速消退型(RICH)*	
不消退型(NICH)	
部分消退型(PICH)	

续表

良性脉管肿瘤	突变基因
丛状血管瘤 *#	*GNA14*
梭形细胞血管瘤	*IDH1/IDH2*
上皮样血管瘤	*FOS*
化脓性肉芽肿(又称分叶状毛细血管瘤)	*BRAS/RAF/GNA14*
其他	见附表 1-0-3

*某些病损可能与血小板减少和 / 或消耗性凝血功能障碍有关,详见附表 1-0-14。#许多专家认为丛状血管瘤和卡波西型血管内皮瘤是谱系的一部分而不是独立的疾病;反应性增生性血管病变列为良性肿瘤

附表 1-0-3　ISSVA 脉管肿瘤分类(2)

其他良性脉管肿瘤

其他

1. 靴钉样血管瘤	2. 微静脉血管瘤
3. 交织状血管瘤	4. 肾小球样血管瘤
5. 乳头状血管瘤	6. 血管内乳头状内皮增生
7. 皮肤上皮样血管瘤样结节	8. 获得性弹性组织变性血管瘤
9. 脾窦岸细胞血管瘤	

相关性病变

1. 小汗腺血管瘤样错构瘤	2. 反应性血管内皮细胞瘤变
3. 杆菌性血管瘤变	

某些病变的肿瘤性质不确定,反应性增生性血管病变列为良性肿瘤

附表 1-0-4　ISSVA 脉管肿瘤分类(3)

局部侵袭或交界性血管肿瘤	基因突变
1. 卡波西型血管内皮瘤 *#	
网状血管内皮细胞瘤	*GNA14*
2. 复合性血管内皮细胞瘤	
3. 假肌源性血管内皮细胞瘤	*FOSB*
4. 多形性血管内皮细胞瘤	
5. 未另列明的血管内皮细胞瘤	
6. 卡波西肉瘤	

续表

恶性血管肿瘤	
1. 血管肉瘤	(放疗后)*MYC*
2. 上皮样血管内皮细胞瘤	*CAMTA1/TFE3*
3. 其他	

* 指某些病损可能与血小板减少和 / 或消耗性凝血功能障碍有关,详见附表 1-0-14。#许多专家认为,丛状血管瘤和卡波西型血管内皮瘤是谱系的一部分,而不是独立的疾病反应性增生性血管病变,列为良性肿瘤

附表 1-0-5　ISSVA 脉管畸形分类(1)

单纯脉管畸形	突变基因
毛细血管畸形	
鲑鱼斑,天使之吻,鹤咬伤	
皮肤和 / 或黏膜 CM(又称葡萄酒色斑,PWS)	*GNAQ*
单纯型 CM	
CM 伴中枢神经系统和 / 或眼部畸形(Sturge-Weber 综合征)	*GNAQ*
CM 伴骨和 / 或软组织增生	*GNA11*
弥漫性 CM 伴组织增生(DCMO)	*GNA11*
网状 CM	
小头畸形 - 毛细血管畸形(MIC-CAP)中的 CM	*STAMBP*
巨脑畸形 - 毛细血管畸形 - 多小脑回(MCAP)中的 CM	*PIK3CA*
毛细血管畸形 - 动静脉畸形(CM-AVM)中的 CM	*RASA1/EPHB4*
先天性毛细血管扩张性大理石样皮肤(CMTC)	
其他	
毛细血管扩张症 *	
遗传性毛细血管扩张症(HHT)	*HHT1-ENG*,*HHT2-ACVRL1*,*HHT3*,*JPHT-SMAD4*

* 毛细血管扩张症中的某些毛细血管畸形性质不明,某些毛细血管扩张症将来可能会被归于其他类别中

附表 1-0-6　ISSVA 脉管畸形分类（2）

单纯脉管畸形 Ⅱa	突变基因
淋巴管畸形（LM）	
1. 普通（囊性）LM*	PIK3CA
2. 大囊型 LM	
3. 微囊型 LM	
混合型 LM	
泛发性淋巴管异常（GLA）	
卡波西型淋巴管瘤病（KLA）	
Gorham-Stout 综合征中的 LM	
管道型 LM	
"获得性"进行性淋巴管病变（又称获得性进行性"淋巴管瘤"）	
原发性淋巴水肿	
其他	

*伴有组织增生的某些普通淋巴管畸形属于 PIK3CA 相关过度生长谱，详见附表 1-0-15；某些病损可能与血小板减少和（或）消耗性凝血功能障碍有关，详见附表 1-0-14

附表 1-0-7　ISSVA 脉管畸形分类（3）

单纯脉管畸形 Ⅱa	突变基因
原发性遗传性淋巴水肿	
Nonne-Milroy 综合征	FLT4/VEGFR-3
原发性遗传性淋巴水肿	GJC2/Connexin 47
淋巴水肿 - 双行睫综合征	FOXC2
稀毛症 - 淋巴水肿 - 毛细血管扩张	SOX18
原发性淋巴水肿伴脊髓发育不良	GATA2
原发性泛发性淋巴管畸形（Hennekam 淋巴管扩张 - 淋巴水肿综合征）	CCBE1
小头畸形伴或不伴脉络膜视网膜病变	
淋巴水肿，或智力发育迟缓综合征	KIF11
淋巴水肿 - 鼻后孔闭锁	PTPN14

附表 1-0-8　ISSVA 脉管畸形分类(4)

单纯脉管畸形Ⅲ	突变基因
普通 VM	*TEK*(*TIE2*)/*PIK3CA*
家族性皮肤黏膜 VM(VMCM)	*TIE2*
球形细胞静脉畸形(含有球形细胞的 VM)	*Glomulin*
脑海绵状血管畸形(CCM)	*CCM1 KRIT1*,*CCM2 Malcavernin*,*CCM3 PDCD10*
蓝色橡皮疱样痣(Bean)综合征 VM	*K*(*TIE2*)
家族性骨内血管畸形(VMOS)	*ELMO2*
疣状静脉畸形(旧称疣状血管瘤)	*MAP3K3*
其他	

某些病损可能与血小板减少和 / 或消耗性凝血功能障碍有关,详见附表 1-0-14

附表 1-0-9　ISSVA 脉管畸形分类(5)

单纯脉管畸形Ⅳ	突变基因
动静脉畸形(AVM)	
散发性 AVM	*MAP2K1*
HHT 中的 AVM	*HHT1-ENG*,*HHT2-ACVRL1*, *HHT3*、*JPHT-SMAD4*
CM-AVM 中的 VM	*RASA1/EPHB4*
动静脉瘘(AVF)(先天性)	
散发性 AVF	*MAP2K1*
HHT 中的 AVF	*HHT1-ENG*,*HHT2-ACVRL1*,*HHT3*、*JPHT-SMAD4*
CM-AVM 中的 AVF	*RASA1/EPHB4*
其他	

附表 1-0-10 ISSVA 混合性脉管畸形分类

混合性脉管畸形	中文名称	英文简写
CM+VM	毛细血管 - 静脉畸形	CVM
CM+LM	毛细血管 - 淋巴管畸形	CLM
CM+AVM	毛细血管 - 动静脉畸形	CAVM
LM+VM	淋巴管 - 静脉畸形	LVM
CM+LM+VM	毛细血管 - 淋巴管 - 静脉畸形	CLVM
CM+LM+AVM	毛细血管 - 淋巴管 - 动静脉畸形	CLAVM
CM+VM+AVM	毛细血管 - 静脉 - 动静脉畸形	CVAVM
CM+LM+VM+AVM	毛细血管 - 淋巴管 - 静脉 - 动静脉畸形	CLVAVM

附表 1-0-11 ISSVA 脉管畸形合并其他异常

合并其他异常的脉管畸形		突变基因
Klippel-Trenaunay 综合征	VM+VM ± LM+ 肢体肥大	PIK3CA
Parkes Weber 综合征	CM+AVF+ 肢体肥大	RASA1
Servelle-Martorell 综合征	肢体 VM+ 骨发育不良	
Sturge-Weber 综合征	面部 + 软脑膜 CM+ 青光眼 ± 骨和 / 或软组织肥大	GNAQ
肢体 CM+ 先天性非进行性肢体肥大		GNA11
Maffucci 综合征	VM ± 梭形细胞血管瘤 + 内生软骨瘤	IDH1/IDH2
巨脑畸形 -CM(M-CM/MCAP)[*]		PIK3CA
小头畸形 -CM(MICCAP)		STAMBP
CLOVES 综合征[*]	LM+VM+CM ± AVM+ 脂肪组织增生	PIK3CA
Proteus 综合征	CM+VM ± LM+ 不对称性过度发育	AKT1
Bannayan-Riley-Ruvalcaba 综合征	AVM+VM+ 巨脑畸形 + 脂肪组织增生	PTEN
CLAPO 综合征[*]	下唇 CM+ 头颈部 LM+ 不对称性局部或广泛性过度发育	PIK3CA

附表 1-0-12 ISSVA 脉管异常分类

暂未归类的脉管异常	突变基因
肌间血管瘤 *	
焦化性血管瘤	
窦状血管瘤	
肢端动静脉 "瘤"	
多发性淋巴管内皮细胞瘤病伴血小板减少症 / 皮肤内脏血管瘤病伴血小板减少症(MLT/CAT)	
PTEN 型软组织错构瘤 / 软组织 "血管瘤病"(PHOST)	*PTEN*
纤维脂肪性脉管畸形(FAVA)	*PIK3CA*

　* 肌间血管瘤不同于婴幼儿血管瘤,不同于肌间普通 VM、PHOST/AST、FAVA 及 AVM。某些病损可能与血小板减少和 / 或消耗性凝血功能障碍有关,详见附表 1-0-14

附表 1-0-13 婴幼儿血管瘤的分型与分类

婴幼儿血管瘤	
分型	单发型
	多发型
	节段型
	中间型
分类	浅表性
	深在性
	混合性(浅表 + 深在)
	网状性 / 顿挫性 / 微增生性
	其他
合并其他病变	PHACE 综合征(后颅窝畸形,血管瘤,动脉病变,心血管病变,眼病变,胸骨裂和 / 或脐上裂缝)
	LUMAR(SACRAL/PELVIS)综合征(下半躯体血管瘤,泌尿生殖系统病变,溃疡,脊髓病变,骨畸形,肛门直肠畸形,动脉病变,肾脏病变)

附表 1-0-14　可能合并血小板数量异常或凝血异常的血管性病变

疾病名称	血液学异常
丛状血管瘤 / 卡波西型血管内皮瘤	严重而持续的血小板减少合并严重低纤维蛋白原血症，消耗性凝血和高 D- 二聚体浓度（Kasabach-Merritt 现象）
快速消退型先天性血管瘤	一过性轻中度血小板减少，伴或不伴消耗性凝血和高 D- 二聚体浓度
静脉畸形 / 淋巴管 - 静脉畸形	慢性局限性肌间凝血伴 D- 二聚体浓度升高，伴或不伴低纤维蛋白原血症，伴或不伴中度血小板减少（如手术治疗，可能进展为 DIC）
淋巴管畸形	慢性局限性肌间凝血伴高 D- 二聚体浓度，伴或不伴轻中度血小板减少（考虑为卡波西型淋巴管瘤病，如手术治疗，可能进展为 DIC）
多发性淋巴管内皮瘤病合并血小板减少 / 皮肤内脏血管瘤病合并血小板减少	持续性、波动性、中重度血小板减少伴胃肠道出血或肺出血
卡波西型淋巴管瘤病	轻中度血小板减少，伴或不伴低纤维蛋白原血症和 D- 二聚体浓度升高

附表 1-0-15　*PIK3CA* 相关过度生长谱

1. 纤维脂肪性增生或过度生长（FAO）

2. 偏侧过度发育多发性脂肪瘤病（HHML）

3. 先天性脂肪样过度生长，脉管畸形，表皮痣，脊柱侧凸，骨骼 / 脊柱畸形（CLOVES）综合征

4. 巨指畸形

5. 巨脑畸形 - 毛细血管畸形（MCAP 或 M-CM）

6. 发育不良性巨脑畸形（DMEG）

7. 纤维脂肪组织浸润性脂肪瘤 / 面部浸润性脂肪瘤

8. Klippel-Trenaunay 综合征（KTS）

附录 2

小儿巨大血管瘤临床路径

一、小儿巨大血管瘤介入治疗临床路径及标准流程

(一) 适用对象

第一诊断为小儿巨大血管瘤患儿(ICD10：D18.000)行经导管动脉硬化栓塞术(ICD-9-CM3：99.29)，患儿瘤体巨大(瘤体直径≥3cm)、有显著血供(皮温明显增高)，年龄≥3个月以及体重≥6kg。

(二) 诊断依据

根据《皮肤性病学》(第5版)和《临床诊疗指南 整形外科学分册》进行诊断。

1. **病史** 出生时至出生后数天发现，新生儿期快速生长，大多数患儿6个月时瘤体稳定，1岁后瘤体处于消退期。

2. **体征** 血管瘤分布于表浅皮肤时，瘤体鲜红色；分布于皮下时呈淡青色，瘤体皮温增高。

3. **辅助检查** 彩色多普勒超声表现为血流信号丰富、增强CT检查可见瘤体动脉早期显影。

(三) 进入临床路径标准

1. 第一诊断必须符合血管瘤疾病编码(ICD10：D18.000)。

2. 有适应证，无禁忌证。

3. 当患者同时具有其他疾病诊断时，但在住院期间不需特殊处理也不影响第一诊断的临床路径流程实施时，可以进入路径。

(四) 门诊流程

1. **初诊**

(1)患儿监护人工作：①通过网络预约专科门诊(介入血管瘤科)，就诊前

准备好相关的病历资料和检查报告（放射学／影像报告）；②接收指引单（包含确认缴费、返诊指引、检查指引、收费指引、治疗指引、取药指引），根据指引完成就诊、检查、取药。

（2）护士工作：评估、安排就诊顺序，推送信息给医生和患者。对患者进行缴费、检查检验、取药、抽血治疗等方面的指引。

（3）医生工作：

1）专科门诊初步评估：询问病史和体格检查，完善体表包块 B 超（必选项）、磁共振（可选项），建议告知本次检查的目的、费用及出报告时间，预约下次复诊号。

2）初步诊断：小儿巨大血管瘤。

3）入门诊临床路径。

2. 复诊

（1）患儿监护人工作：打印检验报告，认可同意治疗方案，居家观察病情，预约下次复诊。

（2）护士工作：评估、安排就诊顺序，推送信息给医生和患者。对患者进行缴费、取药、治疗等方面的指引。

（3）医生工作：

1）明确血管瘤的诊断和鉴别诊断，继续门诊临床路径。

2）制订治疗方案，并告知可能出现的作用及副作用。血管瘤会导致疼痛及活动障碍，急性期应该返院予抗凝对症处理。行硬化术后疼痛肿胀为术后常见反应，可予止痛消肿对症处理。

3）制订下一步诊疗计划，有严重活动障碍、神经受压患者，可考虑请骨科矫正治疗。

4）告知血管瘤住院指征，如需入院，开具住院证和预约住院日期，告知术前注意事项，告知等待期间需提前返诊或急诊情况。

（五）住院流程

1. 入院标准

（1）患儿年龄<6 个月、瘤体巨大（瘤体直径 ≥ 3cm），增长迅速、皮温高及生长于特殊部位（颈部、咽喉部、气管等）产生压迫，使用保守治疗，包括激光、药物（普萘洛尔片、强的松片）、局部注射等治疗后无效或效果差的病例。

（2）患儿年龄 ≥ 6 个月，瘤体>5cm^2、皮下厚度>2cm、皮温仍然较高的血管瘤（处于增生期），监护人同意行经导管动脉硬化栓塞术。

2. 住院流程(标准住院日为 3~5 天)

(1)患儿监护人工作:学习宣教内容,配合完成各项检查,观察患儿变化,必要时告知主管医师;签署手术同意书;配合完成术前备皮等。学会如何观察患儿情况,必要时及时告知医护人员;安抚患儿。学会出院后如何清洁伤口;认真学习出院宣教,预约复诊时间;办理出院。

(2)护士工作:入院接待,安排床位,通知医生,监测体温、血压、呼吸、脉搏及体重,完成入院护理评估、饮食指导、入院宣教,执行各项医嘱,安排预约检查和取血。术前宣教:手术前的注意事项;饮食指导;手术前皮肤准备:沐浴、更衣、备皮;手术前心理护理;完成术前评估并填写手术患者交接表。按医嘱心电监护、吸氧,观察患儿生命体征;完成疼痛评估并给予指导,术后疼痛的管理,跌倒评估及护理,术后发热的护理,心理护理;对患儿监护人宣教:药物、手术伤口护理要点,术后注意事项;观察补液速度,保证补液均衡输入,药物不良反应观察,完成护理记录。指导并教会患儿家属如何护理手术伤口,对患儿监护人进行出院准备指导。

(3)医生工作:询问病史和体格检查,常规谈话和知情同意书,24 小时完成住院病历,8 小时内完成首次病程记录。根据病情需要增加相关检查:血常规及血型、凝血四项及 D- 二聚体、输血前四项、磁共振。观察患儿病情变化、术后病情变化,向上级医师汇报病情。如果出现危急值,执行危急值报告制度(严重者出径)。上级医师入院 24 小时内完成查房,明确诊断,与患儿监护人沟通病情并予指导,根据结果病情变化安排介入手术。对于需手术治疗的患儿,与患儿监护人进行术前谈话并签署手术同意书。开具术前医嘱、主刀医师按手术分级及手术授权完成手术,开具术后医嘱。出手术室前完成手术记录及术后记录,查房并确定有无手术及麻醉并发症,麻醉科医师随访及术后评估,术后疼痛评估。术后查房,对手术进行评估,确定有无手术并发症,疼痛评估,检查结果异常者分析,处理后复查,危急值分析及处理,病情变化及时记录,并上报上级医师,记录主诊医师查房记录。

3. 出院标准

(1)一般情况良好,可正常饮食,无发热、腹泻,营养状况明显改善。

(2)无其他需要住院处理的并发症。

4. 出院流程

(1)向患儿监护人提供出院小结、诊断证明书和出院指引。

(2)预约门诊复诊。

(六) 变异及原因分析

1. 因实验室检查结果异常需要复查,导致术前住院时间延长或费用超出参考费用标准。

2. 其他意外情况需进一步明确诊断,导致术前住院时间延长或费用超出参考费用标准。

3. 围手术期出现麻醉禁忌证(如急性上呼吸道感染等),转入相应临床路径,退出本路径,待治愈后再次进入本路径。

4. 术后出现发热及出血等并发症需要治疗和住院观察,导致住院时间延长或费用超出参考费用标准。

二、临床路径流程图

详见附图 2-0-1(见文末折页)。

三、随访指导

门诊治疗系统定期自动发送随访问卷调查表:通常为每个月回院复诊 1 次,至少 3 次,定期观察患儿症状、体征缓解情况及继续治疗。

四、宣教

宣教时间:出院当天。

宣教内容:

1. **活动宣教**　出院后,注意安全,避免剧烈活动。

2. **饮食宣教**　指导勿进食浓茶、咖啡等刺激性食物。

3. **疾病宣教**　术后出现瘤体肿胀、疼痛是正常表现。

4. **紧急医疗指导**　出现以下紧急情况需及时返院或到当地医院治疗:

(1)术后出现发热,体温>38.5℃。

(2)瘤体突发破溃出血。

(3)邻近皮肤颜色变暗。

(4)四肢血管瘤介入术后出现肢端皮温下降或功能障碍。

静脉畸形临床路径

一、儿童静脉畸形介入治疗临床路径标准流程

（一）适用对象

第一诊断为静脉畸形患儿（ICD-10：Q27.800x042），行影像引导经皮硬化栓塞术（ICD-9-CM3：88.6702）。

（二）诊断依据

根据《临床诊疗指南 整形外科学分册》进行诊断。

1. **病史** 出生时或出生后发现的肿物，随身体成比例生长，不能自行消退，伴或不伴疼痛。

2. **体征** 蓝紫色或肤色正常、可压缩、皮温不高、体位移动实验（+）、部分可触及质硬静脉石。

3. **辅助检查** MRI 检查显示为 T_1 低或等信号、T_2 高信号。

（三）进入临床路径标准

1. 第一诊断必须符合静脉畸形疾病编码（ICD-10：Q27.800x042）。

2. 当患者同时具有其他疾病诊断时，但在住院期间不需特殊处理也不影响第一诊断的临床路径流程实施时，可以进入路径。

（四）门诊流程

1. 初诊

（1）患儿监护人工作：①通过网络预约专科门诊（介入血管瘤科），就诊前准备好相关的病历资料和检查报告（放射学／影像报告）；②接收指引单（包含确认缴费、返诊指引、检查指引、收费指引、治疗指引、取药指引），根据指引完成就诊、检查、取药。

（2）护士工作：评估、安排就诊顺序，推送信息给医生和患者。对患者进行

缴费、检查检验、取药、抽血治疗等方面的指引。

(3)医生工作：

1)专科门诊初步评估：询问病史和体格检查,完善体表包块 B 超(必选项)、磁共振(可选项),建议告知本次检查的目的、费用及出报告时间,预约下次复诊号。

2)初步诊断：静脉畸形。

3)入门诊临床路径。

2. 复诊

(1)患儿监护人工作：打印检验报告,认可同意治疗方案,居家观察病情,预约下次复诊。

(2)护士工作：评估、安排就诊顺序,推送信息给医生和患者。对患者进行缴费、取药、治疗等方面的指引。

(3)医生工作：

1)明确静脉畸形的诊断和鉴别诊断,继续门诊临床路径。

2)制订治疗方案,并告知可能出现的作用及副作用。静脉畸形会导致疼痛及活动障碍,急性期应该返院予抗凝对症处理。行硬化术后疼痛肿胀为术后常见反应,可予止痛消肿对症处理。

3)制订下一步诊疗计划。有严重活动障碍、神经受压患者,可考虑请骨科矫正治疗。

4)告知静脉畸形住院指征,如需入院,开具住院证和预约住院日期,告知术前注意事项,告知等待期间需提前返诊或急诊情况。

(五) 住院流程

1. 入院标准

(1)已明确诊断静脉畸形,伴有外观畸形、疼痛肿胀和功能障碍者。

(2)监护人同意行介入治疗。

(3)有介入治疗指征,无明显禁忌证。

2. 住院流程(标准住院日为 3~5 天)

(1)患儿监护人工作：学习宣教内容,配合完成各项检查,观察患儿变化,必要时告知主管医师;签署手术同意书;配合完成术前备皮等。学会如何观察患儿情况,必要时及时告知医护人员;安抚患儿。学会出院后如何清洁伤口;认真学习出院宣教,预约复诊时间;办理出院。

(2)护士工作：入院接待,安排床位,通知医生,监测体温、血压、呼吸、脉搏及体重,完成入院护理评估、饮食指导、入院宣教,执行各项医嘱,安排预约检查和取血。术前宣教:手术前的注意事项;饮食指导;手术前皮肤准备:沐浴、更衣、备皮;手术前心理护理;完成术前评估并填写手术患者交接表。按医嘱心电监护、吸氧,观察患儿生命体征;完成疼痛评估并给予指导,术后疼痛的管理,跌倒评估及护理,术后发热的护理,心理护理;对患儿监护人宣教:药物、手术伤口护理要点,术后注意事项;观察补液速度,保证补液均衡输入,药物不良反应观察,完成护理记录。指导并教会患儿家属如何护理手术伤口,对患儿监护人进行出院准备指导。

(3)医生工作:询问病史和体格检查,常规谈话和知情同意书,24 小时完成住院病历,8 小时内完成首次病程记录。根据病情需要增加相关检查:血常规及血型、凝血四项及 D- 二聚体、输血前四项、磁共振。观察患儿病情变化、术后病情变化,向上级医师汇报病情。如果出现危急值,执行危急值报告制度(严重者出径)。上级医师入院 24 小时内完成查房,明确诊断,与患儿监护人沟通病情并予指导,根据结果病情变化安排介入手术。对于需手术治疗的患儿,与患儿监护人进行术前谈话并签署手术同意书。开具术前医嘱、主刀医师按手术分级及手术授权完成手术,开具术后医嘱。出手术室前完成手术记录及术后记录,查房并确定有无手术及麻醉并发症,麻醉科医师随访及术后评估,术后疼痛评估。术后查房,对手术进行评估,确定有无手术并发症,疼痛评估,检查结果异常者分析,处理后复查,危急值分析及处理,病情变化及时记录,并上报上级医师,记录主诊医师查房记录。

3. 出院标准
(1)一般情况良好,可正常饮食,无发热、腹泻,营养状况明显改善。
(2)无其他需要住院处理的并发症。

4. 出院流程
(1)向患儿监护人提供出院小结、诊断证明书和出院指引。
(2)预约门诊复诊。

(六) 变异及原因分析
1. 因实验室检查结果异常需要复查,导致术前住院时间延长或费用超出参考费用标准。

2. 其他意外情况需进一步明确诊断,导致术前住院时间延长或费用超出参考费用标准。

3. 围手术期出现麻醉禁忌证(如急性上呼吸道感染等),转入相应临床路径,退出本路径,待治愈后再次进入本路径。

4. 术后出现发热及出血等并发症需要治疗和住院观察,导致住院时间延长或费用超出参考费用标准。

二、临床路径流程图

详见附图 3-0-1(见文末折页)。

三、随访指导

门诊治疗系统定期自动发送随访问卷调查表:通常为每个月回院复诊 1次,至少 3 次,定期观察患儿症状、体征缓解情况及继续治疗。

四、宣教

宣教时间:出院当天。

宣教内容:

1. **活动宣教** 出院后,注意安全,避免剧烈活动。

2. **饮食宣教** 指导勿进食浓茶、咖啡等刺激性食物。

3. **疾病宣教** 术后出现瘤体肿胀、疼痛为正常表现。

4. **紧急医疗指导** 出现以下紧急情况需及时返院或到当地医院治疗:

(1)术后出现发热,体温>38.5℃。

(2)瘤体突发破溃出血。

(3)邻近皮肤颜色变暗。

(4)四肢静脉畸形介入术后出现肢端皮温下降或功能障碍。

附录 4

脉管异常致病基因

基因缩写	基因全称	中文全称
ACVRL1	Telangiectasia, AVM and AVF of HHT2	毛细血管扩张症, 动静脉畸形和动静脉瘘中的 HHT2
AKT1	Proteus syndrome	Proteus 综合征
BRAF	Pyogenic granuloma(PG)	化脓性肉芽肿(PG)
CAMTA1	Epithelioid hemangioendothelioma(EHE)	上皮样血管内皮细胞瘤病(EHE)
CCBE1	Primary generalized lymphatic anomaly (Hennekamlymphangiectasia-lymphedema syndrome)	原发性泛发性淋巴管畸形(Hennekam 淋巴管扩张 - 淋巴水肿综合征)
ELMO2	Familial intraosseous vascular malformation (VMOS)	家族性骨内血管畸形(VMOS)
ENG	Telangiectasia, AVM and AVF of HHT1	毛细血管扩张症, 动静脉畸形和动静脉瘘中的 HHT1
EPHB4	CM-AVM2	毛细血管畸形 - 动静脉畸形 2
FLT4	Nonne-Milroy syndrome(gene also named *VEGFR-3*)	Nonne-Milroy 综合征(基因又名 *VEGFR-3*)
FOS	Epithelioid hemangioma(EH)	上皮样血管瘤(EH)
FOSB	Pseudomyogenic hemangioendothelioma	假肌源性血管内皮细胞瘤

217

续表

基因缩写	基因全称	中文全称
FOXC2	Lymphedema-distichiasis	淋巴水肿 - 双行睫综合征
GATA2	Primary lymphedema with myelodysplasia	原发性淋巴水肿伴脊髓发育不良
GJC2	Primary hereditary lymphedema	原发性遗传性淋巴水肿
Glomulin	Glomuvenous malformation	球形细胞静脉畸形
GNA11	Congenital hemangioma（CH）	先天性血管瘤（CH）
	CM with bone and/or soft tissue hyperplasia	毛细血管畸形伴骨和 / 或软组织增生
	Diffuse CM with overgrowth（DCMO）	弥漫性毛细血管畸形伴组织增生（DCMO）
GNA14	Tufted angioma（TA）	丛状血管瘤（TA）
	Pyogenic granuloma（PG）	化脓性肉芽肿（PG）
	Kaposiform hemangioendothelioma（KHE）	卡波西型血管内皮瘤（KHE）
GNAQ	Congenital hemangioma（CH）	先天性血管瘤（CH）
	CM "Port-wine" stain, nonsyndromic CM	葡萄酒色斑 CM，无症状性 CM
	CM of Sturge-Weber syndrome	Sturge-Weber 综合征中的 CM
IDH1	Maffucci syndrome	Maffucci 综合征
	Spindle-cell hemangioma	梭形细胞血管瘤
IDH2	Maffucci syndrome	Maffucci 综合征
	Spindle-cell hemangioma	梭形细胞血管瘤
KIF11	Microcephaly with or without chorioretinopathy, lymphedema, or mental retardation syndrome	小头畸形伴或不伴脉络膜视网膜病变、淋巴水肿或智力发育迟缓综合征
KRIT1	Cerebral cavernous malformation（CCM1）	脑海绵状血管畸形（CCM1）

续表

基因缩写	基因全称	中文全称
Malcavernin	Cerebral cavernous malformation（CCM2）	脑海绵状血管畸形（CCM2）
MAP2K1	Arteriovenous malformation（AVM）（sporadic）/ Ateriovenous fistula（AVF）（sporadic）	（散发性）动静脉畸形（AVM）/（散发性）动静脉瘘（AVF）
MAP3K3	Verrucous venous malformation（somatic）	疣状静脉畸形（体细胞突变）
MYC	Post radiation angiosarcoma	放疗后血管肉瘤
NPM11	Maffucci syndrome	Maffucci 综合征
PDCD10	Cerebral cavernous malformation（CCM3）	脑海绵状血管畸形（CCM3）
PIK3CA	Common（cystic）LM（somatic）*	普通（囊性）淋巴管畸形（体细胞突变）*
	Common VM（somatic）*	普通静脉畸形（体细胞突变）*
	Klippel-Trenaunay syndrome*	Klippel-Trenaunay 综合征 *
	Megalencephaly-capillary malformation-polymicrogyria（MCAP）*	巨脑畸形 - 毛细血管畸形 - 多小脑回（MCAP）*
	CLOVES syndrome*	CLOVES 综合征 *
	CLAPO syndrome*	CLAPO 综合征 *
	Fibro adipose vascular anomaly	纤维脂肪性脉管异常（FAVA）

* 这些病损中,某些与过度生长有关,属于 *PIK3CA* 相关过度生长谱

缩略语表

缩写	英文全称	中文全称
AVF	arteriovenous fistula	动静脉瘘
AVM	arteriovenous malformation	动静脉畸形
CAT	cutaneovisceral angiomatosis with thrombocytopenia	皮肤内脏血管瘤病伴血小板减少症
CAVM	capillary-artery-venous malformation	毛细血管 - 动脉 - 静脉畸形
CCM	cerebral cavernous malformation	脑海绵状血管畸形
CLAVM	capillary lymphatic arteriovenous malformation	毛细血管淋巴管动静脉畸形
CLAPO	lower lip CM + face and neck LM + asymmetry and partial/generalized overgrowth	下唇毛细血管畸形 + 头颈部淋巴管畸形 + 不对称性局部或广泛性过度发育
CLOVES	congenital lipomatous overgrowth, vascular malformations, epidermal nevi, skeletal/scoliosis and spinal abnormalities	先天性脂肪组织增生, 脉管畸形, 表皮痣, 脊柱侧凸, 骨骼 / 脊柱畸形
CLM	capillary lymphatic malformation	毛细血管淋巴管畸形
CLVAVM	capillary lymphatic venous arteriovenous malformation	毛细血管淋巴管静脉动静脉畸形
CLVM	capillary-lymphatic-venous malformation	毛细血管 - 淋巴管 - 静脉畸形
CM	capillary malformation	毛细血管畸形
CM-AVM	capillary malformation-arteriovenous malformation	毛细血管畸形 - 动静脉畸形
CMTC	cutis marmorata telangiectatica congenita	先天性毛细血管扩张性大理石样皮肤

缩写	英文全称	中文全称
CVAVM	capillary venous arteriovenous malformation	毛细血管静脉动静脉畸形
CVM	capillary venous malformation	毛细血管静脉畸形
DCMO	diffuse capillary malformation with overgrowth	弥漫性毛细血管畸形伴组织增生
DIC	disseminated intravascular coagulopathy	弥漫性血管内凝血
FAVA	Fibro adipose vascular anomaly	纤维脂肪性脉管异常
GLA	generalized lymphatic anomaly	泛发性淋巴管异常
GVM	glomuvenous malformation	球形细胞静脉畸形
HHT	hereditary hemorrhagic telangiectasia	遗传性毛细血管扩张症
HI	hemangioma of infancy/infantile hemangioma	婴儿期血管瘤 / 婴幼儿血管瘤
IH	infantile hemangioma/hemangioma of infancy	婴幼儿血管瘤 / 婴儿期血管瘤
JPHT	juvenile polyposis hemorrhagic telangiectasia	青少年息肉病出血性毛细血管扩张症
KHE	kaposiform hemangioendothelioma	卡波西型血管内皮瘤
KLA	kaposiform lymphangiomatosis	卡波西型淋巴管瘤病
KMP	Kasabach-Merritt phenomenon	Kasabach-Merritt 现象
LM	lymphatic malformation	淋巴管畸形
LVM	lymphatic venous malformation	淋巴管静脉畸形
MCAP	megalencephaly-capillary malformation-polymicrogyria	巨脑畸形 - 毛细血管畸形 - 多小脑回
M-CM	macrocephaly-capillary malformation	巨脑畸形 - 毛细血管畸形
MICCAP	microcephaly-capillary malformation	小头畸形 - 毛细血管畸形
MLT	Multifocal lymphangioendotheliomatosis with thrombocytopenia	多发性淋巴管内皮细胞瘤病伴血小板减少症

缩写	英文全称	中文全称
NICH	non-involuting congenital hemangioma	不消退型先天性血管瘤
PHOST	PTEN hamartoma of soft tissue	PTEN 型软组织错构瘤
PICH	partially involuting congenital hemangioma	部分消退型先天性血管瘤
RICH	rapidly involuting congenital hemangioma	快速消退型先天性血管瘤
TA	tufted angioma	丛状血管瘤
VM	venous malformation	静脉畸形
VMCM	venous malformation cutaneo mucosal	皮肤黏膜静脉畸形

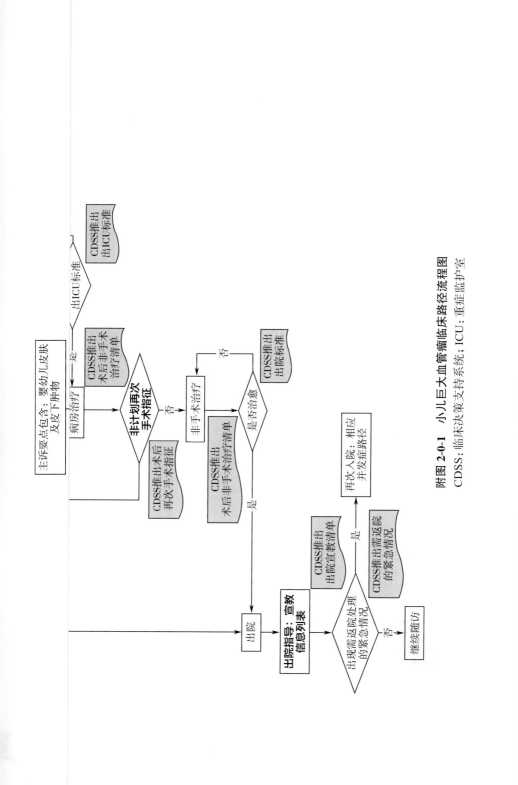

附图 2-0-1 小儿巨大血管瘤临床路径流程图

CDSS：临床决策支持系统；ICU：重症监护室

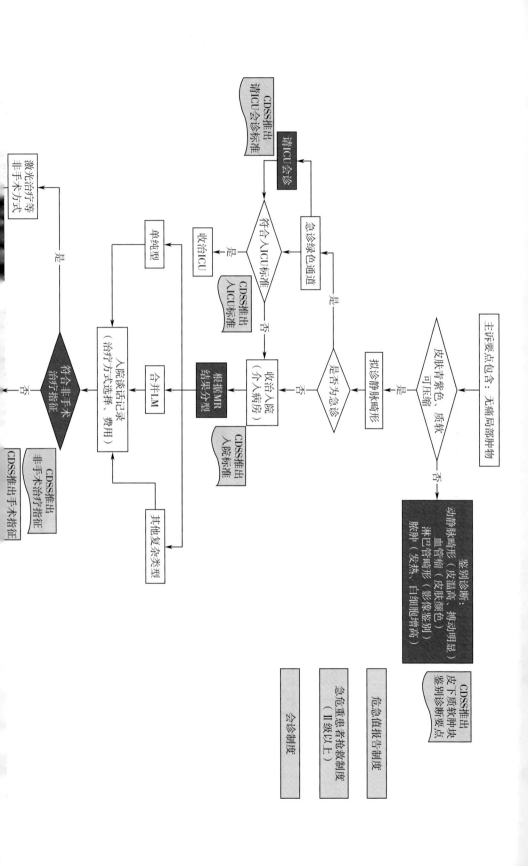

主诉要点包含：无痛局部肿物

鉴别诊断：
动静脉畸形（皮温高，搏动明显）
血管瘤（皮肤颜色）
淋巴管畸形（影像鉴别）
脓肿（发热，白细胞增高）

CDSS推出
皮下质软肿块
鉴别诊断要点

危急值报告制度

急危重患者抢救制度
（Ⅱ级以上）

会诊制度

皮肤青紫色，质软
可压缩

拟诊静脉畸形

是否为急诊

急诊绿色通道

收治入院
（介入病房）

根据MR
结果分型

CDSS推出
入院标准

收治入院

单纯型

合并LM

其他复杂类型

入院谈话记录
（治疗方式选择，费用）

符合非手术
治疗指征

激光治疗等
非手术方式

CDSS推出
非手术治疗指征

CDSS推出
手术指征

符合入ICU标准

请ICU会诊

CDSS推出
请ICU会诊标准

收治ICU

CDSS推出
入ICU标准